近藤 誠

がん治療の95%は間違

幻冬舎新書
398

はじめに

人は、ある日突然、がん患者になります。

たとえば人間ドックで、肺や胃に「何か影が見えます。専門医のいる病院へ行ってください」と言われ、愕然《がくぜん》とする。紹介された大学病院やがんセンターでは、初対面の医者に「肺がんですね」「おそらく胃がんでしょう」などとズケズケ言われ、フルコースの精密検査を予約させられ、入院と手術の日を指定されてしまう――。

僕の外来にこられた患者さんは「まるでベルトコンベアーのようだった」「野戦病院みたい」と口々に語ります。

しかし悲しいかな、初めてのことだし知識が乏しいので、医者の言うままにするしかない。がんと宣告されたショックのあまり言葉を失うことも多く、「放っておいたらどうなりますか？」「私の余命は？」と聞けたらいいほうです。

そして医者に「放っておくと、がんが広がり、転移します」「手術しなかったら余命半年です」などと言われ、目の前が真っ暗になる、というのが現在のがん治療の実態なのです。

勇気をふるって「別の病院でセカンドオピニオンを聞いてみたい」と申し出る患者さんもおられます。ところがどの病院を訪ねても、示される方針は最初の病院と五十歩百歩。僕はこれを「金太郎飴《あめ》オピニオン」と名づけました。

「放っておくとがんが大きくなる」「余命半年」などと言われた患者さんは、医者の言う通りに治療をうけるか、もしくは別の療法を探すため、その医者とは縁を切るでしょう。だから日本のどんな大病院の医者も、治療をうけた人しか診《み》ていないはずです。なのに、なぜ担当医は放置した場合の余命期間を知っているのでしょうか？　不思議だとは思いませんか。

この点僕は、慶應義塾大学病院時代から今日に至るまで、種々のがんを放置した人を何百人と診てきました。また、がん治療をうけた人もたくさん診てきたので、治療したらどうなるかもよくわかっています。そのため、患者さんが担当医に言われた余命期間はウソだ、とほぼ確実に言えます。

考えてもみてください。もし医者が、患者さんに正直に「放っておいても5年程度は大丈夫かもしれない」などと言ったら、危険な手術や抗がん剤治療に同意する人は激減するでしょうし、ゼロになるかもしれない。そうなると、医者は全くもって仕事にならない。それゆえ元気で健康な人に不要な治療をうけさせようと、ウソをついて脅す必要があるのです。

僕は2013年4月、東京・渋谷の地に「近藤誠セカンドオピニオン外来」を開きました（http://www.kondo-makoto.com）。以来、2015年10月時点で5000組以上の相談者を迎えました。胃がん、肺がん、乳がん、前立腺がん、悪性リンパ腫など、あらゆる種類のがんの、さまざまな進行度（＝病期）の人たちです。

外来で話を聞いた結果、余命についてはほぼ全員がウソをつかれていることがわかりました。言われた余命期間は、決まって手術や抗がん剤治療をした場合のそれなのです。

残念ながら、医者が清廉潔白《せいれんけっぱく》で正直だというのは、がん治療の世界では夢物語です。若手の医者から有名医まで、患者にウソをついて脅した上で治療に持ちこむ「恫喝《どうかつ》医療」の実践者とみて、まず間違いありません。

また、95％以上のケースで、うけないほうがいい治療を勧められていることもわかりました。これは治療自体をうけないほうがいいケースと、別の治療法が適当なケースとがあります。後者の場合もそのまま治療をうけると、取り返しのつかない後遺症に苦しんだり、死亡したりします。

こういったがん治療の現状を患者・家族や一般の方々に知らせるべく、各種のがんをテーマに、セカンドオピニオン外来でのやりとりを再現してまとめたのが本書です。

すべて実際の相談例にもとづいていますが、人物が特定されないよう、年齢などを多少変えています。

ところで本書を手に取られた方のなかには、がん以外の病気にも関心があるという人もいるでしょう。そこで、高血圧やインフルエンザ・ワクチンなど、セカンドオピニオン外来で話題になった事項の解説も載せました。

ここで、本文を読む前に知っておいてほしいことを掲げておきます。

①紙幅に限りがあり、すべてのがんを取り上げることはできませんし、すべての進行度について解説することもできません。読者が関心を寄せる領域について記載がない場合には、他の記載から類推していただければと思います。たとえば胃がん、肺がん、大腸がん、乳がんなど、がんが塊《かたまり》をつくる「固形がん」については、体のどの部位に発生しても、がんの性質も、治療の効果も似ているからです。

②「がんもどき」と「本物のがん」という言葉がでてきますが、それらは転移の有無で区別します。胃や肺に初発病巣（原発病巣ともいう。がん細胞が最初に発生した部分）を発見したとき、ＣＴなどの全身検査で骨や肝臓など他の臓器への転移があるかどうか調べますが、ほとんどのケースで、転移は発見できません。

ただ、見えない転移がひそんでいることがあります。ＣＴで見つかる転移病巣は直径が数ミリからですが、１ミリの段階ですでに、１００万個のがん細胞が含まれています。

このように転移がひそんでいるものが「本物のがん」、１ミリどころか、１個のがん細胞も転移していないものが「がんもどき」です。発見された初発病巣には10億個以上のがん細胞が含まれていますが、そこまで増える間に転移できなかったがんは、細胞に転移能力がないのでしょう。とすれば（転移能力がないのだから）もう転移はしないはずです。したがって「がんもどき」は放置しても転移せず、患者さんが転移で亡くなることはないと考えられます。

③「がんを放置すること」には2つの意味が含まれています。1つは、体のどこかにひそんでいるかもしれないがんを、人間ドックなどをうけて見つけ出さないこと。もう1つは、見つけたがんを治療しないで放っておくということです。

ただし、何が何でも放置するというのではなく、生活の質を落とす重大な自覚症状があれば、対処することを検討します。自覚症状がとれて体が楽になれば、かならず寿命は延びるからです。

④本書で「抗がん剤は効かない」と述べていますが、胃がん、肺がんなど固形がんに対しては治す力も延命効果もないという意味です。これに対し、急性白血病や悪性リンパ

腫などの「血液がん」は抗がん剤で治る可能性があります。

セカンドオピニオン外来の事例で、担当医が妥当な治療法を提案しているのは、血液がんのケースがほとんどです。ただし血液がんでも、不適当な治療法を提案されているケースもあります（つまりうけないほうがいいか、または別の治療法のほうがよい）。

本書によって1人でも多くの方が医者や治療の桎梏《しっこく》から解放されることを心より祈念いたします。

２０１５年10月　近藤誠

図版　美創

序章　著名人のがん治療を考察する

川島なお美さんは手術をしなければ、もっと生きられた

2015年9月24日、女優の川島なお美さんが肝内胆管がんのため逝去されました。亡くなられる1週間前まで気力を振り絞るかのように舞台に立ち続けられたことに、誰しもが驚きと深い感銘を覚えたはずです。

川島さんは、実は僕のセカンドオピニオン外来を一度訪れています。法律上、亡くなった方は医者の守秘義務の対象でなくなるとはいえ、川島さんとのやりとりを公にすることにはためらいもあります。

ただ彼女のような有名人が亡くなった場合、治療にあたった医者たちが逃げの沈黙を決めこむことで、がんに対する誤解が世の中に広まってしまうことはゆゆしき問題だと思い、相談内容を公表することにしました。

実際に川島さんの死後、テレビのワイドショーなどで「もっと早く手術をしていれば」「抗がん剤治療を拒否していなければ」といった啓蒙《けいもう》が盛んに行われました。

しかし、もし川島さんがそうしていたら、もっと早くに亡くなられたことでしょう。

なぜ僕がそう考えるのか、理由を明らかにし、がんへの対処法を考えていきたいと思います。

川島さんは2013年8月、人間ドックのPET-CT検査で肝臓に影が映り、その後の精査で、悪性の腫瘍《しゅよう》だろう、おそらく肝内胆管がん、と診断されました。

僕の外来には9月12日におみえになり、開口一番、「私は女優をしていて、舞台の仕事もあるので、抗がん剤治療はうけたくない。かりに手術をうけるとしても、ミュージカルの舞台を終えてからにしたい」と、やや勢いこむような感じで、ご自身の希望を述べられました。

彼女は、知人に紹介されて受診した大学病院の外科医にすごく怒っていました。

「(針を刺して)肝臓の生体検査をすると、がんが飛び散ってしまう恐れがある。だから、とにかく腫瘍を切りましょう」と執拗《しつよう》に勧めてくる外科医に対し、彼女が「良性か悪性かもわからないのに手術はイヤです」と拒むと、「ならば抗がん剤をやりましょう」と切り返された、と。

そこで「いえ、年末まで仕事があるので手術はうけません」と、彼女が最も気にかけていた理由を挙げてなおも拒否すると、外科医は「それなら仕事をキャンセルしやすいよう、悪性という診断書を書いてあげましょう」と迫ってきたというのです。しかもこのとき、川島さんは「余命1年」と宣告されています。

ところが川島さんの腫瘍は、肝臓の左葉にできていて、直径2センチほど。これがかりに増大して10センチの大きさになっても、症状に応じた対処をすれば、命を長らえることができます。そこで僕は彼女にこう言いました。

「このまま放っておいても、1年で死ぬことはありません。1年以内に死ぬとしたら、手術や抗がん剤治療をうけた場合だけです。その医者は是が非でもあなたを治療に引きずりこもうとしてウソを言ったのでしょう」と。それにしても、このウソは罪深い。彼女の心には余命1年が深く刻みこまれてしまったはずですから。

結局川島さんは、翌年（2014年）の1月に肝臓の部分切除手術をうけ、肝内胆管がんと確認されています。しかしこれは十中八九、命を縮める手術でした。

そもそも肝内胆管がんは、膵臓《すいぞう》がんなどと並んで、大変にタチが悪いのです。ほとんどのケースは、大便が白くなる、白目が黄色くなる、などの黄疸《おうだん》症状が出てから発見されますが、これは、がんが肝門部という肝臓の中枢に達し、胆汁《たんじゅう》がせき止められ、体のなかで逆流しているというサインです。

この症状によって胆管がんだと判明すると、医者たちは手術できそうな人を選んで手術をするのですが、手術によってがんを切除しきれた患者でも、大部分は余命1年なのです。

医者が告げる「術後の余命1年」は、1年近くは元気でいられるけれども、1年が過ぎるとバタバタ死ぬ、という意味ではありません。手術直後にバタバタと亡くなり、その後も続々と死んでいき、1年後には半数が生き残っているという「半数生存期間」、ないし「半数死亡期間」が、医者の言う「余命1年」です。

手術後の余命が短い理由は3つあります。1つは手術の合併症で、入院中に亡くなってしまう方が少なくない。2つめは、抗がん剤による治療死です。抗がん剤のほとんどは正式に「毒薬」に指定されているほど毒性が強いので、これも当然です。ここでお話しするのは3つめの理由、つまり、手術によって再発が促進されるという現象についてです。

がんの手術によって、ひそんでいた転移が勢いづいて再発が早くなる現象は、外科医の間では古くから知られています。

たとえば半世紀以上前に、世界で最も高名な医学雑誌「ニューイングランド・ジャーナル・オブ・メディスン」に、大腸がんのケースが報告されています。記載には、「がんの切除手術のときには肝臓に転移は見られなかったが（注／このとき肝臓の重さは1・5キロ程度でしょう）、手術後10週で、急激に増大した肝臓転移のために亡くなり、解剖では肝臓の重さは4・7キロだった」とあります。

その後も、手術ががんの再発を促すという報告は、世界中の医学雑誌に途切れることなく掲載されています。

しかしながら、がん治療の世界において、手術によって再発が促されると公言することはタブーです。外科医は自分の経験を誰かに話したいし、「業績」にもなるので、医学論文にまとめはしますが、診察室で患者には教えないし、公言もしない。患者が激減するからでしょう。

そこでタブーと無縁な僕が解説するわけですが、再発が促される現象には2つのタイプがあります。

1つめは、血管のなかにあるがん細胞が、手術でメスが入った場所に血液とともに流れ出て、そこで増大する、というタイプです。乳がんの手術後に再発した写真を161頁に載せました。

2つめは、肺や肝臓など他の臓器にひそんでいる転移が、手術をきっかけに急速に増殖するタイプです。前述した大腸がん術後の肝転移はこちらです。

再発の現象が見られるのは、転移がひそんでいるケースに限られ、転移がなければ生じません。ところが肝内胆管がんはほとんどの場合、肺や肝臓などにすでに転移がひそんでいます。したがって手術をしても、肝臓や腹膜にがんが再発するし、かつ、がんの増大に勢いがついてしまうのです。

要するに、転移がひそんでいる場合、手術によって早く再発し、早く亡くなるわけです。

では、「早期発見・早期治療」したらどうなのか、川島さんのがんは小さかったから早期発見ではないのか、手術で治ったのではないか、との疑問もありえるでしょう。

しかし、これまで蓄積された医学データでは、胃がん、肺がんなどすべての固形がんにおいて、がんを早期発見しても、がんによる死亡は減らないことが確認されています。これも医学界では、公言するのがタブーとなっていて、一般の方々は「早期発見が有効だ」と思いこまされているのです。

実は転移するがんは、発生してすぐに転移しているのです。がん細胞の転移能力の有無は、がん細胞が発生したときから決まっていて、転移能力があるものは、がん病巣が1ミリにも達しないうちに転移してしまうのです（これが「本物のがん」）。

これに対し、検査で発見できる大きさになったがん病巣が、かりに転移していない場合、転移する能力自体がないと考えられます。なにしろ川島さんのような直径2センチの病巣には、80億個からのがん細胞が詰まっているので、かりに転移能力があれば、その数になるまでにとっくに転移しているはずです。反対に転移能力がなければ、治療せずに放っておいても、転移することはないのです。

がんが2センチの患者たちのうち何割が転移しているかは、がんの種類によって異なります。胃がんや大腸がんだと、ほとんどの患者に転移がないのですが、逆に膵臓がんでは、ほとんどに転移がひそんでいます。川島さんの肝内胆管がんは後者で、初発病巣が小さくとも、10人中9人以上に転移がひそんでいると考えられます。

こうしたことから僕は川島さんに、「手術しないほうが長生きできる」と言いましたが、川島さんは、何かしらの治療をうけたいようでした。そこで次善の策として、「ラジオ波焼灼《しょうしゃく》術」を提案しました（146頁参照）。

彼女には「転移がひそんでいたとしても、肝臓に針を刺して病巣を焼く焼灼術なら、メスを入れる手術とは違い、転移巣がどんどん大きくなってしまう可能性が低いでしょう」と申し上げたのです。

しかし川島さんは結局、4カ月後の2014年1月に切除手術をうけられました。舞台の仕事が一段落した心の隙を突く形で、外科の主治医らが寄ってたかって説得にかかったのではないか。他にもそうしたケースは数限りなくあります。

残念ですが、川島さんの余命は、手術により短く定められてしまいました。

報道によると、彼女は手術後6カ月で腹部に再発し、ご主人の鎧塚さんが主治医から「余命1年」と告げられています。この場合の余命告知はウソや脅しでなく、1年以内に半数が亡くなるという意味で、正しい予想だと思います。

最後に、他のポイントを指摘しておきます。

川島さんが激やせした理由の1つは腹水です。腹膜に再発していて腹水がたまり、ときどき何リットルも抜いていたといいます。そのとき腹水とともに栄養分が失われるので、だんだんやせてくるのです。

激やせしたもう1つの原因は、川島さんが励んでいた玄米菜食系の食事療法にあったと思います。食事療法でやせてしまうと、体の抵抗力が失われ、がんが増大するスピードがかえって速くなります（58頁参照）。

そもそも元から、川島さんはやせすぎでした。一般人の統計では、やせればやせるほど、がんを含めた死亡率が上昇していきます。

他方、アルコールと胆管がんとには、はっきりした相関関係は見いだされていません。

しかし川島さんのように、私の血はワインでできている、というほど飲まれると、特に女性の場合は肝臓を壊しやすくなります。やせすぎとお酒が、胆管がん発症の引き金を引いた可能性は否定できません。

また川島さんが採用していたビタミンCの大量点滴は、米国における二度の比較試験で、その効果が全否定されています。しかも、この療法は保険が利かないため、1回の治療に数万円もかかる。折り紙つきの詐欺療法です。

ただ、抗がん剤治療を最後まで拒否されたことは大正解でした。抗がん剤治療をしなければ、死亡する1週間前まで舞台に立つことができるのです。ついに仕事復帰ができなかった俳優の今井雅之さん（大腸がん）や、ニュースキャスターの黒木奈々さん（胃がん）との違いはそこにあります。

川島さんは再発後、親しい方に「毎年毎年検査で調べすぎてしまったのかも」と語っていたそうです。人間ドックでCT検査をうけたことを指しているのでしょう。肝臓の影を見つけなければ、手術によってがんの進行が速くなることもなく、現在に至るまで、胆管がんの存在に気づかず、舞台に立ち続けていた可能性もあります。

ＣＴ検査や内視鏡検査のような精密な検査をうけると、放っておいたほうがいい病変を見つけられてしまい、命を縮めやすいのです。もって他山の石とすべきでしょう。

僕のセカンドオピニオン外来で川島さんは終始、冷静で理性的であり、所作や態度は本当に立派で堂々としたものでした。今はただ、彼女の人生の貴重な一瞬に立ち会った者として、心静かにご冥福をお祈り申し上げるばかりです。

北斗晶さんの乳房全摘は不可避だったのか

元女子プロレスラー・北斗晶《ほくとあきら》さんの乳がん告白も衝撃的でした。診断内容や治療の経過をリアルタイムでブログに載せ、それがマスコミで大きく取り上げられたので、影響力がすごかった。北斗さんの呼びかけにより、乳がん検診の受診者が3倍になったとか、検診の予約がひと月先までいっぱいになったという話も聞きます。

彼女の病状については、医者たちもコメンテーターとして加わり、大いに議論されています。しかしながら長年乳がん診療に携わってきた僕に言わせれば、そのほとんどは的はずれで、世間のがんに対する誤解を増幅させています。乳房の全摘を余儀なくされた北斗さんは本当にお気の毒で、できればそっとしておいてあげたい。でも、検診受診者が増えるなどの悪影響を考えると、誤りは指摘されるべきでしょう。

僕は今まで、存命のがん患者さんの治療についてのコメントは、極力ひかえてきました。しかし、有名人のがん治療は世間に大きな影響を与え、話に尾ひれがついて誤解が拡散しやすいので、今後は、本人が病状を公開し、自ら経緯を語っている場合は、それにもとづいて積極的に発言することにします。

ここでは、①北斗さんはマンモグラフィ（乳房エックス線撮影）による検診を毎年うけていたのに、どうして見逃されたのか、②がんの成長はそんなに速いのか、③乳房温存は不可能だったのか、などを中心に解説します。

まず見逃された点についてですが、実は閉経前の女性では、マンモグラフィによる検診での見逃しは日常茶飯事で、実際にとても多い。乳腺組織はマンモグラフィで白く写るのですが、がんも白く写るので見つけにくいのです。この点、北斗さんは48歳なので、がんを見落とされたというより、写っていなかったのでしょう。

そもそも、マンモグラフィによる検診は、無効かつ有害です。

なぜなら欧米で、検診をうけ続けるグループと、うけないグループを比較する大規模な試験をしたところ、乳がん死亡数が変わらなかったからです。

なぜ有害かというと、受診者の健康が害されるからです。たとえば40歳代の女性1000人が検診を10年間うけ続けると、異常所見を指摘される方が560人。彼女たちはずっと、不安や恐怖におびえることになります。そしてそのうち190人が、生体検査（生検）を1回以上うけさせられ、乳房の痛みや心の傷が残ります。

それほど多くの健康被害と引き換えに、乳がんが発見されるのは1000人中、15人。それでいて前述したように、乳がん死亡数は検査をうけない場合と変わらない。ならばこの15人も、検診で発見されなければ、無駄な治療をうけずにすんだのです。

こうしたことから学問の世界では「乳がん検診は無効、かつ有害」といわれています。諸外国の政策立案者たちも動き始め、スイスでは国の医療委員会がマンモグラフィ検診制度の廃止を勧告しました。

でも、日本を含めいくつかの国では、検診施設、外科医、形成外科医、抗がん剤治療医などからなる「乳がん検診ワールド」は検診制度を死守する構えです。飯の種がなくなることを恐れるからでしょう。そうした検診ワールドにとって、北斗さんの呼びかけは棚からボタモチ。コメンテーターたちの「もっと検診をうけよう」発言も、この文脈で読む必要があります。

次に検討するのは、北斗さんの乳がんの成長スピードは速かったのか、についてです。結論からいえば、このタイプのがんは通常、成長スピードがかなりゆっくりです。

北斗さんは2015年の春に右の乳首が引きつって、左の乳首と位置が違っているように見えたと言います。このことから北斗さんの乳がんは「硬がん」というタイプであり、それが皮下組織を引っ張りこんで、皮下組織に連なる乳首をもがんのほうへ引き寄せたのだと考えられます。乳がんでしばしば見られる、皮膚の「えくぼ症状」も、この機序で生じます。

硬がんを英語に訳すと「スキルスがん」なので、胃のスキルスがんを連想する方が多いのですが、両者の性質は全く異なります。乳房の硬がんは比較的タチがよく、他の臓器への転移がないケースが圧倒的多数です。

僕は慶應義塾大学病院時代から、治療をうけずに数年以上放置した乳がんの患者さんを100人以上診てきました。実際に硬がんの成長スピードはふつうゆっくりで、大きくなるといっても年に数ミリ程度のことが多い。また、数年にわたってシコリの大きさが変わらず、えくぼ症状や乳首の偏位だけが目立ってくるケースも少なくありませんでした。

要するに北斗さんの乳がんは、ゆっくり大きくなってきたか、大きさはあまり変わらず、乳首の偏位だけ顕著になった可能性が高いのです。マスコミに登場した医者たちの、検診と検診との間に急に大きくなって見つかる「中間期がん」ではないかとの意見は明らかにトンチンカンでしょう。

では、北斗さんの乳房全摘は不可避だったのか？

この点、彼女は外科医に「がんが乳首に近いから全摘」と説明されたようですが、他を探せば、乳房温存も乳首温存もできた可能性があります。というのも、乳房を温存する率は病院によって大きく異なり、温存率が90％以上である病院もあれば、がんが乳首に接していても乳房と乳首の両方を残してくれる外科医もいるからです。

そもそも彼女に伝えられた「5年生存率が50％」というのも、実際より低すぎます。外科医は北斗さんを全摘手術に追いこみたくて、ウソをついたのでしょう。

また、外科医は「胸のことより、今は5年先、10年先、生きることを考えましょう」

と言い、北斗さんはそれで「今の自分は命さえも危ない状態なんだ」と震え上がって、全摘手術をうけいれたと語っています。

しかし、この医者の言葉は意味不明です。欧米のいくつもの比較試験で、乳房温存と全摘の生存率が変わらなかったので、「乳房を残しても、全摘しても、5年後、10年後に生きている率は同じ」と説明すべきだったのです。

医者たちは普段から、どうしたら患者を手術や抗がん剤治療に引っ張りこめるかと、話し方の鍛錬に余念がありません。そうとは知らない患者・家族は、虚偽の説明や脅しにいとも簡単にひっかかります。がん治療法の選択場面では、医者の脅迫的言辞はもちろん、「一緒にがんと闘いましょう」などの心打たれる言葉にも警戒が必要です。

次に検討するのは、抗がん剤についてです。

北斗さんは手術後、「補助化学療法」という生存率の向上を目指した抗がん剤治療を勧められています。しかし、補助化学療法も無効、かつ有害です。

そもそも乳房とリンパ節の治療が終われば、どの患者さんも、体からすべてのがん細胞が除去されてしまったか、他の臓器に転移がひそんでいるかのどちらかになります。

前者であれば、抗がん剤治療はがん細胞が除去されて「健康人」に戻った人に「農薬」を投与するのと一緒で、寿命を縮める効果しかありません。実際、元気だったのに抗がん剤治療を始めた途端に急死する患者も少なくないのです。

他方後者の、どこかに臓器転移がひそんでいるケースにおいては、抗がん剤はがんを退治する力も、患者を延命させる力もなく、縮命効果しか得られません。

こうしたことから、日本で広く行われている補助化学療法は、患者たちの寿命を縮める結果になっています。現在、治療中の方には、なるべく早くやめたほうがいい、と心からアドバイスする次第です。

また、日本における乳がんの発見数と死亡数の変化を見ておくと、乳がんの性質がよくわかります。

次頁の図1は、北斗さんが属する年齢層（45〜49歳）の統計です。近年、発見数が急増し、1975年の5倍にもなったのは、「乳がんキャンペーン」の影響でしょう。専門家やマスコミが「乳がんは怖《こわ》いよ」「なるべく早く見つけよう」などのキャンペーンを張ると、乳がん発見数が増える現象は昔から欧米でも顕著でした。

図1 乳がんの発見数と死亡数の推移(全国推計値／乳管内がん含む)

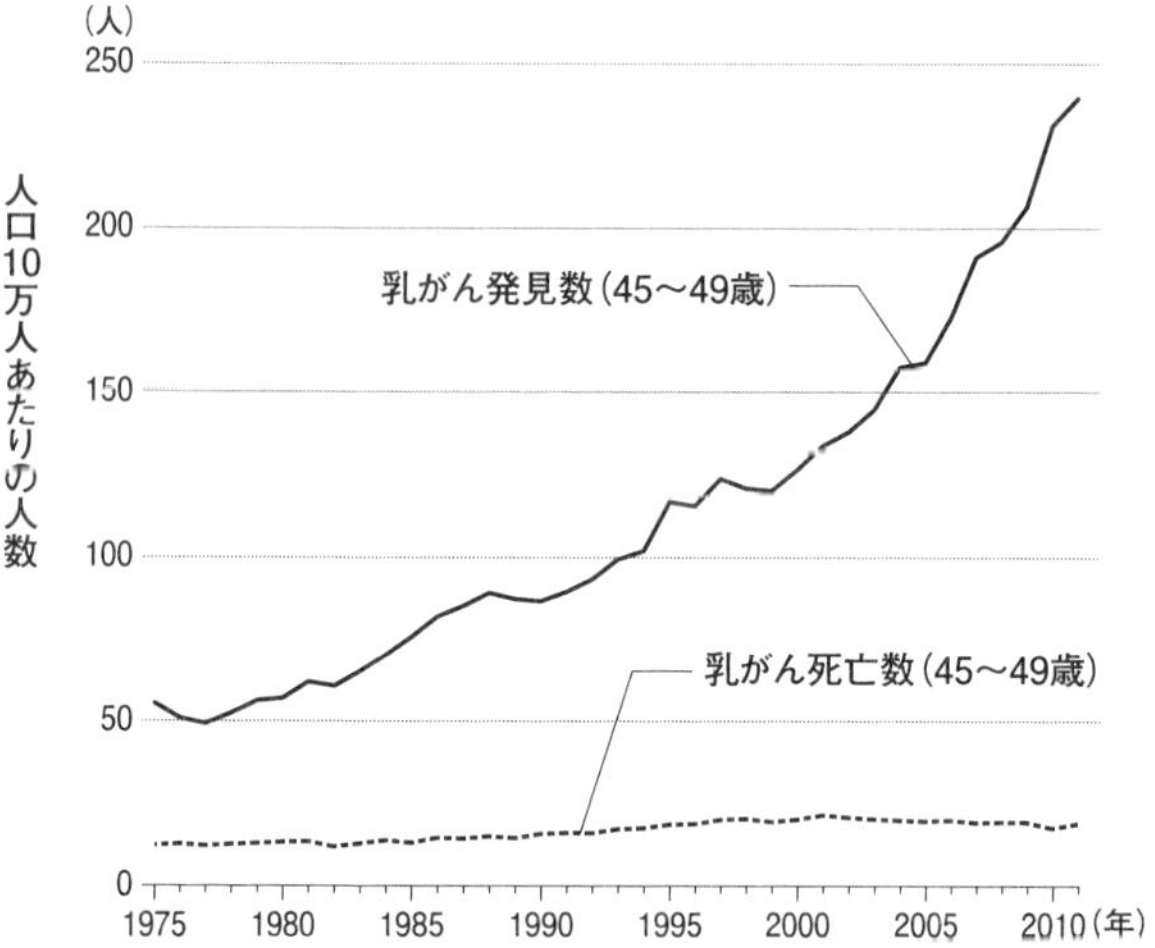

資料：国立がん研究センターがん対策情報センター

　日本では1960年代に、視診・触診を手段とする検診が始められ、女性たちのセルフチェックも呼びかけられるようになり、21世紀になるとマンモグラフィ検診も始まりました。結果として発見数が急増したのです。

　こういったキャンペーンの影響で発見が増加した乳がんのほとんどは、いわゆる「早期乳がん」です。

　そこで考えてみると、もし早期発見に意味があるとすると、乳がん発見数が増えれば、乳がん死亡数が減るはずで、胃がんなど他のがんでもそうでしょう。

しかし米国での統計を見ると、検診によって甲状腺がん、前立腺がん、乳がんなど、さまざまながん種の発見数が急増しても、それぞれのがんによる死亡数は減っておらず、横ばい状態です。

日本の統計でも、胃がん、前立腺がん、子宮頸がんなど種々のがんで、発見数が急増しても、死亡数が横ばいで推移する現象が確認されています（子宮頸がんの統計グラフは220頁）。

こうした統計から、検診で発見されるようながんは、見つけなくても死なないし、発見して治療してもがん死が減らないことがわかります。

他方で、死をもたらすがんは、発見される前に運命が決まっており（すなわち他臓器に転移している）、かりに検診で見つけて治療しても治せないことがわかります。

実際、米国やヨーロッパでは昔から、転移があって命を落とす乳がんの発生数は一定です。

ですから日本でも、乳がん死亡数が横ばい（一定）で推移するのであれば、がんとはそういうものだろうと、まあまあ理解できます。ところが図1を見ると、乳がん死亡数は一定どころか、増加傾向にあります。

僕はこの乳がん死亡数の増加は、70年代から日本で盛んに使われ始めた抗がん剤の影響だろうと睨《にら》んでいます。しかも術後の補助化学療法の内容も、以前に比べてどんどん強力になっている。乳がん治療をうけて亡くなったがん患者（検診による発見）のほとんどは、死の直前まで抗がん剤を使われていますから、治療死としか言いようがない。ところが、治療死という死因項目がない統計では、乳がんによる死亡として扱われるのです。

乳がん患者が、抗がん剤で苦しみ抜いたあげく、寿命を縮めるのは悲惨すぎます。大事なところなので繰り返しますが、検診で発見された早期乳がんでも、抗がん剤で急死する人は少なくないのです。

だから、芸能人ら乳がん経験者に心からお願いしたい。検診を推進するピンクリボン運動に肩入れしないでほしい。運動の背後では検診ワールドがほくそ笑んでおり、結果として乳房を全摘される患者と抗がん剤による死者を増やしているのですから。

第1章 消化管のがん

胃がん／食道がん／大腸がん

【胃がん】

医者から「胃を全摘」と言われても、実際は必要ないことが多い

最初に胃がんを例に、「本物のがん」と「がんもどき」について理解を深めましょう。

体のどこかに何か病変（病気による体の変化）が発見されると、組織を採取して顕微鏡を用いた「組織検査」（＝病理検査）が行われます。この検査で「悪性」と診断された病変が「がん」です。

ところが診断は同じ「がん」でも、他の臓器に転移がひそんでいるケースと、ひそんでいないケースの2つに分かれます。僕は前者を「本物のがん」、後者を「がんもどき」と名づけました。

さてDさん（58歳、男性）は、会社の定期健康診断で内視鏡検査をうけ、胃がんが発見されました。大学病院の外科医の診断は、粘膜にとどまる早期がんで、組織型は「未分化

がん」。

直径が5センチ近くあって範囲が広いので、内視鏡による粘膜切除術はがんを取り残す可能性があると言われ、セカンドオピニオン外来にこられました。

「胃の切除手術を勧められたのですね」

「そうです。胃の3分の2をとると」

「おかしいなぁ。がんが胃の上部にできているから、通常は全摘です。『部分切除です』と言って患者を安心させておいて、『手術してみたら予想以上にがんが広がっていたので全摘しました』と言う予定かもしれませんね」

「いや、それは困ります。全摘だと、ロクに食事がとれなくなるでしょう。だけどその外科医は紳士的で、ウソをつくようには見えなかったのですが……」

「プロだから、その辺は上手ですよ。食道がん手術の合併症で死亡した歌舞伎役者の中村勘三郎さんだって、主治医になった外科医の人柄を信じて、誘導にひっかかってしまった。私に言わせれば、必要もないのに臓器を摘出しようとする医者たちは、羊の皮をかぶったオオカミです。

それから誤解がないように言っておきますが、部分切除でも後遺症は相当なもので、衰弱死もありえます」

「近藤先生の勧める治療法は？」

「あなたの場合、治療をうけないほうがいいと思います。がんという診断を忘れて、日常生活に戻ったらいかがでしょう」

「だけど、がんが進行して死ぬことになりませんか」

「これは〝がんもどき〟で、進行がんにはならないタイプです」

「でも、外科医に〝がんもどき〟ですかと聞いたら、〝悪性のがん〟で、〝本物〟ですと

……」

「悪性のがんには引っかけがあるなぁ。早期がんを言い換えると〝早期の悪性腫瘍〟だから、それに悪性をつけると〝悪性の早期悪性腫瘍〟となって意味不明。

また、私が定義した〝本物のがん〟は〝転移がひそんでいる〟という意味ですが、あなたのは99％、転移がひそんでいないタイプ。外科医の言葉は、患者を怖がらせて手術

に追いこむためのトリックですよ」

「未分化がんというのは、スキルス胃がんに見られる組織型ですよね」

「そうです。しかし、未分化がんの性質も一様ではなく、2つに分かれます。タチが悪いことで有名なスキルス胃がんは、粘膜に発生した胃がん細胞がすぐ深部に入りこみ、腹膜にまで転移するので、〝本物のがん〟の典型です。

これに対し、あなたのタイプは深部に入りこむ性質を持たず、いつまでも粘膜内にとどまっているので、〝がんもどき〟の典型です。同じ未分化がんでも、性質が両極端に分かれるのです」

「5センチもあるのに、もどきですか」

「なぜ5センチになっても、粘膜内にとどまっているのか。5センチのがんだと数億から数十億のがん細胞があります。それほど数が増えても、粘膜より深部には入りこめない。そういう性質なのです。

これがさらに広がると、いわゆる〝表層拡大型の胃がん〟になり、胃袋の粘膜全体ががん細胞に置き換えられることもあります。そこまでいっても、がん細胞は深部に入りこめないままなのです。がんの成長スピードは極めてゆっくりだから、数十年かけてそうなります」

「そういえば、外科医に『放っておいたらどうなりますか？』と聞いたら、『1年たっても変化しないかもしれない』と言っていました」

「そうでしょう。彼もこれが〝がんもどき〟だとわかっている。それでも手術をしたくてウズウズしているんですよ」

進行がんでも手術をしなければ、すぐに死ぬことはない　[胃がん]

全国のがん死者数の内訳では、いまだ毎年約5万人が胃がんで死亡しています。

ここで紹介するのは、食事が通りにくくなって胃がんを発見されたUさん（59歳、男性）です。地元の大病院では、胃の全摘手術だと言われました。

「がんが、食道と胃のつなぎ目である〝噴門《ふんもん》〟の近くにあって、噴門を塞《ふさ》ぐかっこうですが、内視鏡は何とか通り、胃袋のなかが観察できています。胃がんはカリフラワーのように盛り上がっていて、進行がんと言えます。食事の通りはどうですか？」

「水やスープは通りますが、固形物はダメです。70キロあった体重が5キロ減りました。手術をうけたくないのですが……」

「結論にいく前に、手術した場合と放置した場合、それぞれどうなるかを考えてみましょう。まず手術ですが、この部位だと、主治医が言うように胃の全摘手術になり、術死（＝手術で死ぬこと）も少なくなく、家に帰れても後遺症で亡くなることもあります。

また手術をうける人は、医者の言う通りに抗がん剤治療もうけるでしょうから、その毒性で苦しむことは確実で、やはり亡くなることもあります。そして全摘後には、食事は少量しか入らないので、体重を大きく落とし、体力や抵抗力がなくなって衰弱死することも少なくないです」

「私の周囲にも、胃がんの手術後にあっけなく死んだ人が何人もいます。それもあって、手術をうけたくないんです」

「次に放置した場合ですが、CT検査では、肝臓や肺に転移らしき影はないので、どこかに微小な転移がひそんでいたとしても、それが大きくなって命取りになるまでには何年もかかるでしょう。

したがってこの胃がんを放置した場合、食事がとれないために餓死することになります。しかしそれは完全放置の場合で、栄養補給さえしていれば、何年もの間、亡くなることはありません」

「どうやるんですか？」

「いくつか方法がありますが、一番安全なのは〝胃ろう〟です。胃と腹壁との間にチューブを通し、胃に流動食を流しこみます。

昨今、意識のない寝たきり老人に胃ろうをつくって延命させることが社会問題になっていますが、あなたのように判断能力がある人が胃ろうをつくって延命するのは自由です」

「だけど、口からは食事をとれないんでしょう？　それでは生きている甲斐《かい》がないですよね」

「そこで考えられるのが放射線治療です。従来、胃がんに放射線は効かないといわれてきましたが、それは経験や知識の不足からきた誤解です。

ただ、すべての胃がんに放射線が効くわけではなく、スキルス胃がんのように、がんが胃壁のなかを横のほうに広がっていくものには、たいてい無効です。

これに対し、あなたの胃がんのように、胃壁からコブ状にカリフラワーのように盛り上がっているものには効きやすい。つまり縮小しやすい傾向があります」

「それはうれしいなぁ」

「問題がいくつかあります。第1に放射線治療医も胃がんについてあまり知らないので、断られる可能性が高い。外科医は手術をしたがりますから、なおさらでしょう。ですから、あなたのほうから放射線治療をしてくれるよう、強く迫る必要があります。

第2に放射線をかけすぎると、とっても危険。胃の正常組織は放射線感受性が高く、穴があいて腹膜炎になったり、大出血して亡くなる可能性があるのです」

「安全な方法はどんなものですか？」

「1回（1日）の線量は2グレイで週5回、4週間続けると計20回になって、総線量は40グレイ。これならば安全です。

50グレイになると、頻度は低いけれども、潰瘍や出血が生じることがあります。60グレイは禁忌《きんき》と考えるべきでしょう。

以前、あなたと似た部位にできたカリフラワー状の胃がんの方に、あなたとは違って通過障害がなかったので、今は放射線治療をうける必要がない、食べられなくなってからにしなさい、その場合も線量を低めにしなさい、と伝えたことがあります。

ところが心配だったのでしょう、すぐに地元の病院へ行って、僕が危険だという線量の放射線治療をうけた。治療が終わって間もなく、胃がんは見事に消えたけれども、正常粘膜から大出血して亡くなったという連絡が入りました。

抗がん剤と放射線の併用も、正常組織に強いダメージをもたらすので、禁忌であることを覚えておいてください」

抗がん剤に〝よい〟ものは1つもない

【胃がん】

胃がん、肺がん、大腸がん、乳がんなど、がんが塊をつくる「固形がん」では、抗がん剤による「補助療法」がよく行われます。手術や放射線治療のあとに残っているかもしれないがん細胞を叩《たた》くのが目的です。

今回紹介するのは70歳のKさん（男性）です。がんの治療法には手術、放射線、抗がん剤があり、ステージ（＝進行度）によって異なります。Kさんはステージ2の胃がんで、胃の3分の2を切除されています。

「手術後の体調はいかがですか」

「いいとは言えません。食べるとお腹《なか》が痛くなるので、少ししか食べられず、やせてきました。この手術は必要だったんでしょうか」

「答えにくいことを聞きますね。まず、手術前に自覚症状はなかったのでしょう？」

「はい。元来健康で、ひさしぶりにうけた人間ドックで見つかりました」

「健診で発見された胃がんの増大スピードは、ふつうゆっくりだし、それ以上大きくならないものや、縮小するものもあるので、放置したほうがよかったかもしれませんね」

「そうですか。先生のことを知ったのは、手術をうけたあとでした。今度は慎重に決めたいのですが、担当医からは、抗がん剤を1年間飲むよう勧められています。どうしたものでしょうか」

「ティーエスワン（TS-1）ですね。日本で開発された飲み薬タイプの抗がん剤で、胃がん、肺がん、大腸がん、膵がん、乳がんなどでの使用が認められています。

担当医は効果について、何か言っていましたか？」

「はい。臨床試験で効果が証明されている、飲まない場合に比べ、生存率が10%アップする、と」

「副作用については？」

「吐き気や口内炎程度で、点滴の抗がん剤よりずっと軽いと言っていました」

「それはウソです。医者向けの、添付文書というクスリの説明書には、劇症肝炎、重篤な腸炎、心筋梗塞、急性腎不全、脳症など、あらゆる臓器の重大な副作用があがっています」

「エエーッ！　そういう説明はありませんでした」

「そうでしょう。重大な副作用の実態を知ったら、抗がん剤治療をうける人がいなくなるから、どの医者も本当のことは言いませんよ。患者さんはネットなどで添付文書をチェックしたほうがいいでしょう」

「はい。そうします」

「ところで、このクスリの臨床試験があるのは事実です。日本で行われた比較試験で、術後の胃がん患者にティーエスワンを飲ませたら、5年後の生存率が70％。飲まなかった患者たちより10％アップしたというのです。しかし、問題がいくつもあります」

「何でしょう」

「まず、患者さんの生死調査が不十分。論文では、全員を最低5年間は追跡調査したと書いていますが、論文中のデータを見直すと、10％程度が生死不明。これらの患者たちを生きていると見なして生存率を計算しているのですが、がん患者が追跡不能になるのは、通常、亡くなったためなので、70％という数値は信用できないわけです」

「試験方法に手抜きがあるということですか？」

「そう。意図的な手抜きだから、インチキに等しい。抗がん剤補助療法の比較試験は、世界に少なくとも10件あるんだけれど、効果があったというのは、この1件きりで、他の9件は効果なし」

「はあ」

「それら9件は、政府が研究資金を補助するなど、製薬会社から独立して行われている。だけど、このティーエスワン試験は、研究者と製薬会社とがズブズブの関係です。社員が医者たちから患者のデータを回収していたし、金銭的癒着《ゆちゃく》もひどい。

　論文著者の1人で、医学統計の専門家である東大教授をはじめ、全著者10名のうち実に8名が、この製薬会社からお金をもらっているんですね。

　製薬会社がらみの不正があった、降圧薬・ディオバンと同様、製薬会社が関わった抗がん剤の試験で、信用できるものは1つもないのです。

話は戻りますが、芸能レポーターの梨元勝さんは元気だったのですが、肺がんと診断されて入院し、点滴による抗がん剤治療を始めました。

ところが副作用が強く、2回で終わりにしたいと申し出たら、医者に飲み薬のいい抗がん剤があると言われ、3回目をすることに。そして飲み始めて5日目に急死しました。その飲み薬がティーエスワンです。この世に安全な、よい抗がん剤なんて存在しないのですよ」

がん予防の食事療法は命を縮める

［胃がん］

僕のセカンドオピニオン外来にこられる方々の主目的は「がん」の治療相談ですが、ときに高血圧や糖尿病などの持病に話が及ぶことがあります。そういう1人が、糖尿病で治療中のQさん（65歳、男性）です。

Qさんは早期胃がんが発見され、胃の全摘が必要と言われて来所されたのですが、そちらは放置したほうが長生きできるであろうとお話ししました。

「以前から糖尿病で治療されているのですね」

「はい。アクトスを飲んでいます」

「膀胱《ぼうこう》がんが発生しやすくなるといわれているクスリですね」

「えっ。主治医も薬局の薬剤師も何も言っていませんでした」

「言うと患者が飲まなくなるような副作用情報は、誰も教えてくれないのですよ。クスリの添付文書には、膀胱がんのリスクについても記載されているはずです。ネットで検索してごらんなさい。

ところで糖尿病では、血糖値は日によって変動するので、長期間の血糖値レベルを反映している〝ヘモグロビン・エー・ワン・シー（ＨｇＡ１ｃ）〟の値が重要です（以下、単に〝ヘモグロビン〟）。あなたのヘモグロビン値は、今どのくらいですか？」

「５・９です。お医者さんからは優等生だと褒められています」

「日本糖尿病学会が定めたガイドラインでは治療目標が〝７〟未満になっているので、そこまで下がるとうれしいでしょうね。

ただ糖尿病では、ヘモグロビン値が下がりすぎると危険なのをご存じですか？」

「えっ」

「近年、重要なデータが２つ報じられました。１つは米国で行われた比較試験のデータで、治療目標へモグロビン値を７〜７・９とするグループと、厳格に下げて目標を６未満にしたグループを比べたら、厳格群の死亡率が高くなってしまい、危険だというので試験は中止されました」

「初耳です」

「もう1つは英国からのデータで、クスリを飲んでいる患者たちを、治療後のヘモグロビン値で10グループに分けました。すると死亡率が一番低いのは、値が7・5付近だったグループで、7〜9の範囲では大差なし。

ところが、6・5未満に下げたグループは7・5に比べ、死亡率が30％も上がっているのです。

インスリンを使った患者たちではもっと顕著で、6・5未満に下げると死亡率は80％増しになっています」

「それじゃあ、私も危ないってことじゃないですか」

「そういうことになりますね。死亡率が上がるのは、低血糖発作のためです。

血糖値が下がりすぎると、冷や汗、動悸《どうき》などの症状が出ますが、怖いのは意識の混濁《こんだく》です。日中は本人が気づいて、ぶどう糖をとれば回復するでしょうが、低血糖発作が寝ている間に生じると、そのまま亡くなってしまいます。

死亡率の観点からは、目標となるヘモグロビン値を7・5付近に置くのが安全ですね」

「私が治療を始める前のヘモグロビン値は、7・6だったのですが……」

「これまでの治療はムダということになりますね。体重もずいぶん落としたのでしょう」

「はい。糖質制限食にして、肉や卵を避けてきました」

「体重を落とすと、がんに対する抵抗力が落ちて、がんが爆発的に増殖する危険があります。世の中でいわれている、玄米菜食系の食事療法は、体重が落ちるので危険です。健康人でも、やせすぎだと死亡率が高いというデータがあります。がん患者はなおさら危険でしょう。

とりあえずクスリをやめ、ステーキやウナギなどおいしいものを食べて体重を増やし、ヘモグロビン値は7台を目指すとよいでしょう」

「何の症状もないのに食道を全摘だと言われました」 ［食道がん］

Cさん（60歳、男性）は人間ドックで食道の異常を指摘され、がん専門病院での精密検査で比較的初期の食道がんとわかりました。外科医に手術を勧められたのですが、がんの手術後にすぐ亡くなった友人・知人を何人も見てきたため、思いあまって僕を訪ねてこられました。

「歌舞伎役者の中村勘三郎さんの食道がんも、おそらくこんな大きさだったのでしょう。がんが少し深いので、内視鏡でがんの部分だけをとる治療はしないはずです」

「治療をうけないと、どうなりますか？」

「大きくなっていく、大きさが変わらない、小さくなる、という3つの可能性があります。どれになるかは、様子を見ないとわかりません。ただあなたのは小さいから、大きくなる場合でも、食事がとれなくなるのに数年程度かかるでしょう」

「そうなると餓死ですか？」

「栄養補給をすれば、死にません。一番安全で確実なのは、腹壁から胃にチューブを通して流動食を入れる〝胃ろう〟です。世の中で問題になっているのは、ボケて寝たきりになった高齢者に胃ろうをつけてしまうからで、頭がしっかりしていて食べられない人が胃ろうを選択することはよくあります」

「でも、口から食べられなくなるのはイヤだな」

「となると治療することになりますが、そうなると合併症で苦しみ、亡くなる可能性がでてきます。特に手術は危険で、勘三郎さんも手術をうけなければ、今でも舞台に立てていたでしょう」

「外科医は、手術が一番確実で、放射線治療は再発が多いと言っていました」

「それには根拠がありません。手術と比べた試験が欧州で行われましたが、生存率は放射線治療のほうが良好な傾向でした。放射線では食道を残して治療するので、食道に再発することがあり、それで外科医たちは〝再発が多い〟と言いふらすのです。

が、手術の場合には、食道が存在した周辺組織への再発が増えてしまいます。メスが入った正常組織は、がん細胞が増殖するのに適した環境になっており、残ったがん細胞が爆発的に増殖しやすいからです」

「じゃあ、放射線治療のほうがいいんですね」

「手術よりはベターで、食道を残すことのメリットは計りしれません。しかし、放射線特有の合併症があり、肺炎や心膜の炎症で命を落とすこともあります」

「なかにし礼さんがうけた、陽子線治療に関心があるのですが……」

「水素原子を加速して照射する陽子線治療が優れているというデータはありません。それなのに、さも優れているかのように宣伝し、公的保険が利かない数百万円もの治療費を払わせるのは詐欺的です（注／この方の相談後、なかにし礼さんの食道がんが再発したと報道された）。

治療をうけるのであれば、リニアックという通常の装置を用いた放射線治療で十分です。保険適用があるので支払いも陽子線の10分の1程度ですみます」

「放射線治療はどこでうけられますか」

「今通っている病院でも放射線治療がうけられるはずです。ただ放射線治療医が外科医に遠慮して、『手術をうけてください』と言う可能性がゼロではない。その場合には、他の放射線治療施設をあたってください」

「お勧めの病院はありますか？」

「施設によって具体的な治療法が多少異なり、治療によって亡くなることもあるので、僕のほうからは推薦したくはありません。あなたの場合は自覚症状がないので、このまま放置して、食事がつかえるようになってから治療をうけるのが一番生活の質が高く、かつ長生きできると僕は考えているので、なおさらです」

「ただ、友人・知人が治療をうけろとうるさいので、様子を見ると言ったら大変な騒ぎになります」

「専門病院でさらに詳しく調べたら誤診だった、と言っておけばいいんですよ。ウソも方便といいます。医者のウソは許されないけれども、患者が自分を守るためにつくウソは許されるでしょう」

医者の言う「余命半年」は抗がん剤を打った場合　［食道がん］

Vさん（70歳、女性）はステージ4の食道がんと診断され、がん専門病院で抗がん剤治療が始まったあと、僕のセカンドオピニオン外来にこられました。

「お元気そうですね」

「いいえ、抗がん剤の副作用がひどくて大変でした。やっと回復してきたのに、あさってから2回目が始まるので、その前に相談したくって」

「最初は左首のリンパ節が腫れているのに気づき、PETなどの画像検査では臓器に異常がなく、悪性リンパ腫を疑った。だけどリンパ節の組織検査をしてみたら〝扁平《へんぺい》上皮がん〟で、内視鏡で調べ直したら食道に小さな病変があって、食道がんとわかったと」

「ステージ4だから手術も放射線もできない、抗がん剤しかない、抗がん剤が標準治療だ、と言われました」

「あなたの病状は、歌舞伎役者の中村勘三郎さんのとそっくりですね。彼は自覚症状がなく元気だったのですが、人間ドックで食道に小さな病変を発見された。肩のそばのリンパ節が腫れていたからステージ4でしょう。それで手術をうけさせられ、手術の合併症で亡くなってしまった」

「主治医は、抗がん剤治療をしなかったら、余命は半年から1年だと」

「医者はそういう見てきたようなウソを言うんですよ。考えてごらんなさい、がん専門病院の医者にそう言われて、抗がん剤治療をうけなかった人がどれほどいたのか。

それなのに、どうしてその医者は余命期間を知っているのか。この外来には余命を言われた人がたくさんこられましたが、みんな、抗がん剤や手術をうけた場合の余命期間と一致していました。

あなたが言われた半年から1年というのも、ステージ4患者に抗がん剤を打った場合のそれです」

「なるほど」

「これに対し、あなたの食道がんを放っておいたらどうなるか。ステージ4の患者が100人いるとして、95人以上がすでに臓器に転移していると考えられます。

しかし転移病巣が小さいので、画像検査では写らなかったわけです。

たとえば1ミリの転移は、どんなことをしても発見することはできませんが、その中には100万個のがん細胞が詰まっています。1個のがん細胞が100万個になるまでには、何年もかかっているわけです。

言い換えると、昨日や今日に転移したものではなく、何年も前に転移しているわけです」

「で、それを放っておくと？」

「がんの成長スピードは、人びとが思っているよりゆっくりです。肺や肝臓などに転移がひそんでいても、まだ画像検査で写らない大きさなので、それらが増大して命を脅かすまでには、これから何年もかかるはずです。

他方、リンパ節転移があることも多いでしょうが、リンパ節転移の場合には、命取りになることは希《まれ》です。結局あなたの場合、命が危うくなるのに平均して何年もかかるでしょう」

「そんなに長く生きられるのですか？」

「勘三郎さんも、あなたと同じような病状でしたから、２０１２年7月に手術をうけずにいたら、今でも舞台に立てていた可能性が高いですね。

ところで『抗がん剤治療をしなかったら余命半年』というのは、半年間は誰も亡くならず、半年過ぎたらバタバタ亡くなって全員が死に絶える、というのではありません。抗がん剤治療を始めると、すぐに亡くなる人がでて、だんだんと亡くなっていく。そして死亡者の累計が50％になるのが半年後、という意味です。

余命1年なら、1年後に半数が生き残っているという意味。これに対し、あなたと同じ病状の人１００人が放置した場合には、誰かが亡くなり始めるのが1年後くらいで、半数の人の生存期間が3～5年はある可能性が高いのです」

［大腸がん］

「大腸ポリープはがんになる」は大間違い

読者のなかにも毎年のように大腸の内視鏡検査をうけ、ポリープが発見されている方が少なくないでしょう。それほど内視鏡検査は盛んですが、果たしてどれほどの効果があるのか。疑問を抱いた1人が僕のセカンドオピニオン外来にやってこられたBさん（58歳、男性）です。

「5年前に会社の健診で、便の潜血検査が陽性になり、内視鏡検査をうけたらポリープが2個あると言われました。

両方とも切除して組織検査に出したところ、片方はポリープ内にがんがあったと言われ、それ以来、毎年うけている内視鏡検査で毎回ポリープが見つかり、切除されています。だけど、いささか精神的に疲れました」

「下手な医者にあたると、肉体的にも苦しいでしょう」

「いやそれが、麻酔で眠らされているので、苦痛はないのです」

「それはそれで問題があります。痛みは危険を知らせるアラームなので、検査中に患者さんが痛みを訴えないと、医者が無理を続けて、大腸に穴があいたり裂けたりしかねない。また、麻酔をかけるのが麻酔科医ではないので、事故で亡くなることもあります」

「内視鏡検査をやめたいのですが、一度がんが発見されたことがトラウマになっていまず。できたポリープを放っておくと、がんが生じ、それがどんどん大きくなって、進行がんになるんでしょう？」

「ポリープは放っておくと、がんになるという説ですね。もしその説が正しいなら、がんがポリープ内で増大して、奥深く侵入し、周囲の正常粘膜にも侵入して、進行がんに移行する姿が観察されるはずです。

　ところが全世界で、これまで何千万人と内視鏡検査が行われてきたのに、そういう移行像はなかなか見つからないのです。だからポリープがん化説は間違いであるとされています。

批判としては、白昼行う内視鏡検査で見つからないのは、進行がんへの移行が一晩のうちに完成するからだろう、という皮肉をこめたものもあります

「じゃあ、進行がんはどこからやってくるんですか？」

「進行がんは、大腸の正常粘膜と見える部分から、いきなり立ち上がってくることがわかってきました。デノボがん（新生がん）と呼ばれ、病変は小さいのに、大腸壁深くに入りこみ、しばしば他臓器転移を伴っています。

正常粘膜にある〝幹細胞〟が〝がん幹細胞〟に変わり、がん発生のごく初期から転移する能力を獲得していると考えられます。ごく小さいデノボがんを発見しても、転移性のものはすでに転移してしまっているので、内視鏡検査は無意味です」

「それなのに、何で内視鏡検査が盛んなのですか？」

「ポリープを発見しただけなら、医療機関に入るのは2万円程度ですが、ポリープを切除すると、その何倍にもなるからでしょう」

「便の潜血検査は意味があるんですか？」

「これについては、何万という健康な人を集めた比較試験があります。便潜血を定期的に調べて、陽性者には内視鏡検査をするグループ（検診群）と、便潜血を調べないグループ（放置群）に分けて比べた試験です。

欧米の3カ国で別々に行われたのですが、結果、検診群のほうが大腸がんによる死亡がやや少なかったと報じられています」

「ほう」

「しかし総死亡を見ないといけない。総死亡というのは、あらゆる種類のがん、心筋梗塞、事故、自殺などすべての原因による死亡者数をカウントしたものですが、これを見ると、検診群のほうが多くなっているのです。

そうすると、大腸がんによる死者が減った一方、検診によるストレスや事故で亡くなる人が増えたことになります。この手の試験では、死因判定は恣意《しい》的になりがちなので、大腸がんによる死亡が減ったというのは眉唾ものですが、人が亡くなったかどうかの判定は確実なので、総死亡が増えたという点は信用してもいいでしょう」

「どうも内視鏡はうけるだけ損のようですね。来年からは遠慮しようと思います」

手術によって転移が広がるケースは多い

［大腸がん］

がんを手術すると、しばしば急に再発してきます。外科医はそれを「がんが怒った」「メスが入って、がんが空気に触れたから暴れた」などと言います。

しかし、空気とは無関係です。

がんが暴れるのには、2つの仕組みがあります。1つは、傷口にがん細胞が集まって爆発的に増殖するものです。

もう1つは、いろいろな臓器・組織にひそんでいた転移病巣が術後に、それぞれの場所で増大を始めるものです。それが話題になった大腸がんのケースを紹介します（Yさん、60歳、男性）。

「健康診断で、便に血が混じっていることがわかり、内視鏡検査をうけたら、大腸がんが見つかったのですね。がんが大腸の全周を取り巻き、もうすぐ閉塞しそうだと。だけれども、お通じに問題はなく、毎日快便なんですね」

「そうなんです。でも医者からは、明日にも詰まって腸閉塞になるから、手術を急ごうと言われました」

「それは疑問ですね。大腸は、小腸に近いほうから盲腸、右側結腸、横行結腸、左側結腸……となっていて、あなたのがんは横行結腸にできています。この部にさしかかる便は、かたくなく、お粥《かゆ》のようにドロドロしていて、狭いところでも結構すっと通過するケースが少なくない。だからあなたのように、5〜10ミリしか隙間がなくても、腸閉塞になりにくいのです。

将来も絶対に腸閉塞にならないとは言えませんが、明日にも閉塞するかのように言うのは、手術に持ちこむための脅しです」

「そうですか。しばらく様子を見たいのですが、腸閉塞になったらどうしたらいいでしょう」

「以前は、人工肛門《こうもん》をつくって腸内にたまった便をだしたあと、再手術をして大腸がんを切除し、人工肛門を閉じていました」

「それはちょっと……」

「最近は内視鏡を使って、大腸ステントという筒状の金網を、がんで狭くなったところに挿入し、押し広げる方法が普及しつつあります。ステントが入れば便がでて、腸閉塞は解消します。よい方法ですが、まだ施行できる病院が限られているので、病院探しから始める必要があります。〝大腸がん　ステント〟などのキーワードで検索すれば見つかるでしょう」

「今すぐうけたほうがいいのですか？」

「大腸ステントは、患部がかなり狭くなっていないと、せっかく入れてもユルユルになって脱落しやすいため、実施してもらえません。その状態で病院を訪ねると、大腸切除に誘導されてしまうでしょう」

「そうですか。ところで近藤先生は、手術すると転移がんが急に大きくなると書かれていましたよね。大腸がんの場合はどうですか？」

「他の臓器・組織に転移がひそんでいる本物のがんだと、転移が勢いづきやすいです。実際の経緯には2種あります。

1つは、メスで切り裂いた傷口にがん細胞が入りこみ、急激に増大するものです。本物のがんの場合、常時、血液の中にがん細胞がいるので、メスが入って出血したとき、傷口にがん細胞が取りついて急速に増殖するのです。肺がん、食道がんなどでよく見られます（注／乳がんでの実例写真は161頁）」

「腹膜転移について読んだことがあります」

「健康な人でもお腹の中には少量の腹水があるのですが、もし腹膜に転移していると、がん細胞が腹水の中をただよっています。そこにメスを入れると、必ず腹膜に傷がつくので、がん細胞が入りこみ、増殖します。腹膜転移するものとしてスキルス胃がんが有名ですが、膵がん、大腸がん、卵巣がんなどでもよく見られます」

「経緯に2つあるとおっしゃいましたが……」

「これまでの話は、がん細胞が他の組織に潜りこむ場合でした。もう1つは、すでに他の臓器にひそんでいる転移がんが、手術をきっかけにして、それぞれの場所で急に増大するものです。肺がん、乳がん、睾丸腫瘍《こうがん》、皮膚のメラノーマ（＝悪性黒色腫）などでそういう報告があります」

「先生もご覧になったことがありますか？」

「いくつも見てきました。大腸がんだと、あなたと同じように健康なのに、検査で発見された横行結腸がんのケースがあります。やはり便通は良好だったので、僕は様子見もありですよとアドバイスしたのですが、彼は手術を選びました。

術中に肝臓転移がないことを確認していたのですが、数カ月したら、肝臓に数センチ大の転移がいくつも生じてきました。おそらく手術時は目視では確認できない大きさの転移がひそんでいたのでしょう」

「それだけですか？」

「別のケースは81歳の女性で、軽い腹痛があって検査したら、右側結腸のがんが見つかりました。便通は正常だったのですが、医者の言う通りに大腸切除とリンパ節郭清《かくせい》（＝ごっそりとること）をうけました。3つのリンパ節に転移が確認されたけれども、それ以外のリンパ節には異常はなかった。ところが3カ月もしないうちに、頸部《けいぶ》を含む全身のリンパ節がワーッと腫れてきてしまった。臓器に転移が現れるのも時間の問題でしょう。

もちろん、〝がんもどき〟なら、転移することがないので、そうはならないのだけれど、〝本物のがん〟だと、転移が急に増大して寿命を縮めることがあるということです」

「そうですか。話は変わりますが、俳優の今井雅之さんのように、大腸がんで転移があって〝ステージ4〟とか〝手遅れ〟と診断される人は、健診をうけていたら早期発見ができて、助かったのでは？」

「がん細胞は、倍、倍と分裂していくので、初発病巣と転移病巣の大きさの比は、いつの時点でも一定です。今井さんは、大腸が破裂寸前でがんが発見されたというから、初発病巣は数センチあったでしょう。他方、転移も発見されたからには、その転移は最低でも数ミリはあったはずです。

この大きさの比からすると、初発病巣が1ミリ以下のときに転移病巣が生じたことになります。このように手遅れで見つかるがんは、初発病巣が発見できない大きさのときに転移していたことになります。だから健診が役に立たない証拠になるんですよ」

「抗がん剤を打てば3年もつ」は大ウソ

［大腸がん］

家族の誰かにがんが発見された場合、家族全員で治療法を検討する時代になりました。とてもよいことですが、患者本人は治療をうけたくないのに、家族がどうしてもうけろと迫るケース、その逆など意見の食い違いがよく起きるのが問題です。

今回は、72歳の父親が抗がん剤治療をうけると言い、子どもたちは反対というケース。セカンドオピニオン外来には、息子さんと娘さんがこられました。

「お父さんは大腸がんでしたね」

「はい。1年前に腸閉塞で手術しました。それで元気になったんですが、先日の定期検査でお医者さんに、『肝臓に転移がある、手術はできない、抗がん剤治療だ』と言われ、本人はその気になっています」

「あっ、そうだ。携帯電話か何かで録音したら。帰って聞かせてあげなさい」

「構わないんですか」

「もちろん。もし全国で放送されても、医者たちの批判に負けない内容をしゃべってるつもりです。ときどき、胸ポケットに録音機をしのばせて、こっそり録音している人がいるけど、自分自身をおとしめているよね。ひとこと言ってくれたら全く問題ないのに。さて本題に戻ると、医者に何か言われたでしょう？」

「抗がん剤を父にやらせたくないと言ったら、余命は半年、抗がん剤をうければ3年もつと言われました」

「どちらにもウソがあるなぁ。CTでは転移がいくつかあるから、手術しても取り切れないというのは妥当。しかし、放っておいてもすぐには亡くなりません」

「どうしてですか？」

「肝転移で人が亡くなるのは、肝臓が機能しなくなって、肝不全になるから。しかし肝臓は余力が大きく、肝硬変などがなければ、8〜9割がやられるまで肝不全にはならない。〝生体肝移植〟が行われるときなんて、肝臓の7割を移植します。つまり、機能する肝臓がいきなり3割に減っても亡くならないわけ。

肝組織が自然に転移病巣と入れ替わっていくときには、正常部分が1～2割になるまで大丈夫なんだよね」

「でも、すぐ転移に占められてしまうのでは？」

「肝臓は大きな臓器で、体積は体重の2％程度といわれています。お父さんの場合、1200ミリリットル程度かな。これに対して、転移は意外と体積が小さい。あなたのお父さんの転移は最大で2センチほど。体積にすると4ミリリットルだから、かりに100個あっても400ミリリットルでしかない。もし5センチになっても65ミリリットルで、お父さんの場合、10個程度だから、合計で650ミリリットル。肝機能が悪化することはありません。

それに大腸がんの増大スピードは結構ゆっくりだから、放っておいても半年で亡くなるリスクはほぼゼロでしょう」

「なるほど。では、抗がん剤で3年生きられる、というのは？」

「はっきりさせておきたいのは、医者が言う余命は、患者の半数が亡くなるまでの期間。6カ月とか3年たった時期に全員が一斉にバタバタ亡くなるわけではありません。抗がん剤治療のデータでは、大腸がん肝転移の場合、半数が1～2年以内に亡くなります。したがって、3年生きられるというのはウソ。

さらに問題なのは、抗がん剤を初めて打ったその日に亡くなることもあるほど、毒性が強い。打てば打つほど毒が体にたまるから、1年半で半数が亡くなるとすると、3年後に生き残っているのは25％でしょう。

これに対し、放置した場合には、お父さんの状態だと十中八九、3年後にも生き残っているはずです」

「治療をやめるよう父を説得するには、どうしたらいいでしょうか」

「とても残念だけど、本人が治療をうけると決めたら、家族がくつがえすのは難しい。多くの家族が同じ状況に置かれて、引き裂かれる思いで苦しんできた姿を数多く見てきました。これは僕にもどうしようもない。患者本人が健康なときから本を読んだりして、手術や抗がん剤の問題点に気づいていないと、いざというとき間違ってしまう。

もしお父さんがこのセカンドオピニオンを録音で聞いても考えを変えないなら、黙って見守るしかないでしょう。もしくは抗がん剤の副作用により、自ら抗がん剤は毒だと気づいて、やめるかもしれない。家族としては、抗がん剤をやめるよう粘り強く働きかけるべきですね」

タチの悪いがんは放射線が効くことがあるが、キケンもある

【大腸がん】

いろいろながんで、放射線治療が注目され、普及しつつあります。手術しないですむのは患者にとって福音ですが、普及しつつあるということは、知識・経験が足りない医者たちが治療に携わっていることをも意味しています。

相談者は、大腸がん患者のNさん（52歳、男性）です。

「尿意が頻繁にあって、泌尿器科で診てもらったら、膀胱に腫瘍があることがわかり、CT検査をしたら大腸にもがんがあって、膀胱のがんとつながっていました」

「組織診断の判定は腺がんで、大腸がんに特有の組織型だから、直腸の手前にあるS状結腸に初発したがんが、膀胱に浸潤（＝侵入）したものでしょう。

リンパ節の他に、肝臓にも転移があるようです」

「担当医は、手術でS状結腸と膀胱を全摘し、そのあと抗がん剤治療をしようと言ってます」

「抗がん剤や分子標的薬（がん細胞の持つ特異的な性質を分子レベルでとらえ、それに効率よく作用するクスリ）は無意味、かつ有害です。この本『抗がん剤だけはやめなさい』（文春文庫）はお読みになりましたか？」

「はい。読んで納得しました」

「では、大腸や膀胱にある初発病巣（はじめに発生したがん細胞の塊）の対処法を考えてみましょう。

まず、肝臓に複数の転移が見られることから、あなたのがんは、どういう治療をしても治らないと考えられます。だから、手術は無意味です。

S状結腸のほうは全摘しても人工肛門にはならないけど、膀胱を全摘すると人工膀胱になる。お腹に袋を取りつけて、そこに尿をためるのは、とても不便です。

肝臓の転移はまだ小さく、放置しても何年も生きられるので、生活の質を大切にしたほうがいいと思います」

「放射線をかけるのはどうでしょうか？」

「あなたのような進行性のがんは、放射線がよく効く可能性があります。分裂が盛んながん細胞は一般に、放射線感受性が高いのです。けれども、よく効くだけに危険とも言えます」

「どういう意味ですか⁉」

「大腸がんが膀胱の内側に顔をだしていることから、がんが大腸と膀胱の壁を食い破っていて、壁の代わりをしていると考えられます。その場合、もし放射線でがんが消えると、両方の壁に穴があいて、膀胱と大腸が開通してしまう。そして大腸から小便が、膀胱から大便がでてくることになります」

「はあ……」

「ことに大便が膀胱に流れこむと、大腸菌が膀胱炎を引き起こし、抗生物質も効かず、排尿痛や残尿感などの〝膀胱刺激症状〟でひどく苦しむことになる。膀胱を全摘してくださいと、患者のほうから医者に頼みこむことになりかねません」

「今も、膀胱炎のような症状があるのですが……」

「でも我慢ができるでしょう？　穴があいたときの苦痛は耐えがたいものです。

だから、もし放射線治療をするなら、慎重に、少ない線量で始めるようにしましょう。放射線治療は通常、1回に2グレイという線量を週5回、トータルで25回程度かけるのですが、それを1回1グレイ程度にして、がんが急に死滅しないようにする。がんがゆっくり消えていく間に、正常細胞が増殖して大腸と膀胱の壁を修復することを期待するのです。

以前、この外来にみえた、あなたと同じ状態の方にも、そういうアドバイスをしたのですが、担当の放射線治療医は、線量を減らすどころか、1回に2・5グレイと、通常より増やしてしまった。そのためでしょう、大腸と膀胱の間に穴があいて、膀胱炎で大変苦しんでいるという報告がありました」

健やかに長生きしたいのなら、治療しないのが一番　［直腸がん］

大腸がんのなかで、最悪なのは直腸がんでしょう。人工肛門になる可能性があるからです。

その場合、左下腹部にあけた穴に腸の切れ端を縫いつけて便がでるようにし、その穴に袋を貼りつけ、集便袋とします。便が袋からあふれたり、臭いが漏れることが心配で外出を控えがちになるなど、肉体的・精神的に負担の多い手術ですが、がんが生じた場所が肛門に近いと、ほぼ全員が人工肛門になってしまいます。

今回の相談者は、総合病院で人工肛門になる、と言い渡されたＩさん（52歳、男性）です。

「突然血便がでて、病院へ行ったら、直腸がんで手術だと言われました」

「がんは直径3センチほどですが、おそらく直腸壁の筋層にまで入りこんでいます。早期がんではなく進行がんなので、内視鏡による粘膜切除で直腸を残す治療はできません。CTではリンパ節が腫れていないので、ステージ3ではなく、ステージ2の可能性が高いですね」

「排便もふつうにできるのに、肛門に近いので人工肛門になると言われました。がんが前のほうにあって前立腺や膀胱に近く、もしそれらを切除したら人工膀胱にもなると……」

「それだと集便袋の他に、集尿袋もつけなければならなくなり、生活の質の低下は計りしれません」

「どうしたらいいんでしょうか？」

「考え方を整理してみましょう。今のあなたにとって、人生の目標、ないし一番大事なことは何ですか？」

「長生きすることです。妻との生活を楽しみ、まだ小さい子どもたちを育て上げたいです」

「だったら、何も治療しないのが一番です。なぜならば直腸がんのような塊をつくる固形がんは、手術をしなくても、症状に応じて適切に対処していけば死なないからです。がんを放っておくと、何か毒素のようなものがでて、体が蝕《むしば》まれて死んでしまうと思っておられるとしたら、誤解です。

私は、乳がんを放置して10~30センチになってしまった患者さんを何十人と診てきましたが、みなさん元気でした。乳房の周囲に重要臓器がないからです。

がんで人が亡くなるのは、重要な臓器の機能が妨げられたときだけなんです」

「私の場合、どんなことが起きるのですか？」

「放置した場合、あなたにかならず生じるというわけではありませんが、排便と排尿の機能がおかされる可能性があります。

しかし、直腸が狭くなって糞詰《ふん》まりになったら、そのときに人工肛門を検討すればいい。また、大腸ステントという金属でできた網状の筒を狭くなったところに入れて排便をはかり、人工肛門を回避する方法も普及しつつあります。ただこれは実施してくれる病院が限られていますし、ステントの下端が肛門にかかるようだと実施してくれないでしょう。

排尿困難が生じることは希ですが、放射線治療など対処法はいろいろあります」

「転移が心配です」

「直腸がんの主な死因は肝臓や肺への転移ですが、あなたの場合も、転移はすでにひそんでいるか、どこにもないか、どちらかです。

ステージ2であれば、10人中2人程度に転移がひそんでいますが、もしひそんでいれば、手術はムダでしかない。それどころか、手術をきっかけに、転移の増殖スピードが急激に速くなる可能性もあります。

他方、転移がひそんでいなければ、直腸のがんを放っておいても、今後、転移が問題になることはないでしょう」

「どうしてですか？」

「その3センチの腫瘍に、がん細胞が３００億個程度含まれています。がん細胞が生まれてその数になるまでに10〜20年かかっているはずですが、その間に転移できなかったものが、今後転移する能力を獲得するとは考えにくいのです。

万一、これから転移が生じるとしても、それが大きくなってあなたの命を奪うには、さらに10～20年かかるはずです」

「出血はどうしたらいいのでしょうか？」

「血便は気になるものですが、実際の出血量はごくわずかです。女性の生理の出血ははるかに大量ですが、それでも貧血で亡くなる人はいません。気にしないことですね」

手術後に亡くなる人の多くは、がん死ではなく治療死　［直腸がん］

前項では、直腸がんで人工肛門になると告げられたIさん（52歳、男性）に、手術しないで放置した場合について説明しました。本項はその続きです。

「病院での検査では、肝臓や肺に転移が見られないので、かりに微小な転移がひそんでいたとしても、それが大きくなって命取りになるには何年もかかります。

あなたがステージ2であるとして、放置した場合、5年後に生きている可能性は100％に近いでしょう。

ところが手術をうけると、それがきっかけで転移が爆発的に増殖し始めることが少なくない。ステージ2で手術をうけた人たちの5年生存率は80％前後なのです」

「へっ」

「転移以外にも、死亡する原因があります。手術の合併症で死亡退院する人がいますし、術後の抗がん剤治療で亡くなる人もいる。そして臓器転移が明らかになれば、徹底的な抗がん剤治療が行われるので、さらに死亡数が増えます。術後5年以内に亡くなる人のほとんどは、実際にはがん死ではなく、治療死なのです。

僕が知っているある消化器外科医は、そういう事情をよく理解しているからでしょう、自身が直腸がんとわかってから、何年も放置しました。そして、いよいよ排便に困ったときに手術をうけたのですが、人工肛門にならずにすみました」

「放置したあとでも、手術ができるんですか？」

「がんが直腸壁を越えて周囲組織に入っていれば、手術は難しい。ただ、がん細胞がどこまで入りこめるかは、患者ごとにあらかじめ決まっている。がん細胞のどの遺伝子に異常が生じているかが異なり、それによってどこまで入りこめるかが決まるからです。

そのため、どこまでも入りこめる性質のがんなら、発見された時点ですでに周囲組織にパラパラ入りこんでおり、早くに切除しても取り残しがでます。これに対し、入りこめない性質のものは、何年たっても奥に入りこめず、その時点でも取り切れるのです」

「ただ手術となると、リンパ節もとるんでしょう？」

「直腸がんの場合、側方リンパ節郭清といって、骨盤の骨にそったリンパ節をごっそり切除する方式が日本の標準治療とされています。神経を傷つけ、男性機能が失われるなど弊害が多い術式ですが、実は生存率が改善する証拠がないのです。

　そういう批判に耐え切れず、日本の外科医たちは郭清をする群と、しない群とに分けて比べる臨床試験を始めました。それなのに現場では、標準治療として全員が郭清されている。こんなひどい話もありません」

「治療をうける場合、手術しかないのですか？」

「本当は、化学放射線療法があります。放射線治療に抗がん剤を併用すると、4割程度の患者さんで、骨盤内のがんが消失します」

「近藤先生は、固形がんには抗がん剤は効かない、使わないほうがいいとおっしゃっていましたよね？」

「効かないというのは、治す効果や延命効果がないという意味です。放射線を照射した範囲内のがんをやっつける効果は、抗がん剤で増強することができます。抗がん剤を併用しないと、骨盤内の完治率が3割程度に落ちると思われます。

ただし併用しても、ひそんでいる臓器転移をやっつけることはできず、生存率は伸びません。とはいえ、手術で人工肛門になったあとに抗がん剤治療をうけるくらいなら、化学放射線療法にしたほうがましかもしれないですね」

「どこでうけられますか？」

「残念ながら日本には、化学放射線療法だけで完治を目指す方針の施設はほとんどないのです。

しかし、最初に化学放射線療法を行って、それから手術をしている施設が結構あります。そういうところで化学放射線療法をうけて、手術をする段になったら断って、様子を見るのが一法です。

放射線治療をすると、一連の照射が終わったあとにも、月日がたつうちにがんが小さくなって消える人が少なくないのです。半年から1年様子を見れば、骨盤内のがん消失率はおそらく5割を超えるでしょう」

コラム

ご飯がおいしく食べられるなら、血圧が高くても問題ない

僕のセカンドオピニオン外来には、がんではない持病についての相談も舞いこみます。最近多いのは、何といっても高血圧です。2014年4月に日本人間ドック学会が、高血圧の「新基準値」を発表したからです（上の血圧が147）。

今まで高血圧と診断され、「患者」扱いされてきた人たちが、新基準なら「健康人」になるのですから、人びとはさぞ困惑したはずです。

高血圧でクスリを処方されている読者・家族が多いと思われるので、ここでは高血圧とクスリについて解説します。

結論からいえば、高血圧と診断される人が少なくなるので、新基準値案は旧基準値よりはましですが、それでも2000万人以上は高血圧と診断されてしまいます。

その結果、多くの人がクスリを飲まされ、副作用に苦しみ、命を縮めていることには変わりありません。それを避けるには、「血圧の基準値とは何か」を理解しておく必要があります。

血圧の基準値は、大勢の人の検査結果から得られます。職場の健診や人間ドックを受診した人の測定値を低いほうから順に並べ、たとえば1000人の測定値があるとすると、一番低いほうの25人（2・5％）と高いほうの25人（2・5％）を除外することでできる、境目となる測定値が基準値です。

基準値には、下の値と、上の値の2つがありますが、通常問題にするのは上の値です。

さて今回の基準値案は、極めて異例の手順で決められました。人間ドック受診者150万人のなかから「過去に大きな病気をしておらず、タバコも吸わず、飲酒は1日1合未満」などの条件で約34万人の「健康人」を選びだし、さらにフルイにかけて選んだ「超健康人」1万人ほどの検査値を用い、低いほうと高いほうの2・5％を除外して、基準値を叩きだしたのです。

しかし、僕はこう思います。

1つは、超健康人を対象にするのは間違いです。理由は3つ。①150人に1人しかいない超健康人の集団から得られた値は、ふつうの人たちが参考にするには不適当。②過度に厳格な基準値になるため、それを適用すると、健康なのに「異常」と判定される人が大勢でてきてしまう。それゆえ、③34万人の「健康人」から基準値を決めるほうが妥当。もしそうやって決めていたら、高血圧の基準値は150を超えていたと思われます。

2つめは、健康な人にとって、基準値は無意味です。今回対象となった超健康人のなかには、血圧が基準値（147）を超え、160とか180といった値の人たちがいたはずですが、彼ら彼女らも超健康なのですから。

そもそも基準値は、病気と診断する上で妥当ではありません。ふつうに日常生活を送ることができ、ご飯もおいしく、自分は健康だと感じられる。そんな人たちの血圧が基準値を超えていたとしても、それは「病気」ではないのです。

では基準値は何のためにあるのか？

せいぜい、病気を発見する「手がかり」にするためです。体調がすぐれず、何かの病気を疑って医療機関へきた人に、基準値を超えている検査項目があったら、「病気か否か。

病気だとすればどこが悪いのか」を診断するモノサシの1つになりえる、ということです。

したがって、単に血圧が基準値を超えているだけでは病気ではなく、ましてや血圧が高いというだけでクスリを処方するのは間違いです。

では血圧は何のためにあるのか？

人の臓器はどれも大切ですが、特に脳は人間が生きるために最も重要です。脳の重さは体重のわずか2％程度なのに、心臓は全血液の15％以上を送りこんでいることからも明らかです。

ところが動脈は、年をとるほど硬く細くなって、脳に血液がいきにくくなる。それを防ぐために心臓は以前より強く拍動し、血圧が上昇するのです。

したがって血圧の数値は、脳に十分血液がいくよう体が調節した結果であり、人の血圧に「基準」なんてないのです。上が160の人は160という血圧が、180の人は180という血圧が必要なのです。それなのにクスリで無理に下げてしまうと、かえって脳に問題が生じてしまうのです。

第2章 肺がん

健診をうけるほど寿命は縮まる　［肺がん］

人間ドックや職場の定期健康診断をうけると、何かと異常を指摘され、そのたびに不安になるものです。とどめは「がんの疑いがある」でしょう。

セカンドオピニオン外来にこられたのは、職場健診で肺がんの可能性を指摘されたPさん（55歳、男性）です。

「健診ではエックス線写真を撮って、右肺の上のほうに影があると指摘された。それで紹介された病院でCT検査をうけたら、肺がんの疑いがあると言われたんですね」

「はい」

「持参されたCT画像には直径2センチくらいの影があり、周囲にトゲのようなものがでているので肺がんである可能性が高く、肺がんだとすると組織型は腺がんでしょう」

「担当医もそのように言ってました。で、気管支鏡という内視鏡では組織を採取しにくい場所にあるから、手術で肺の一部をとって調べようと言われています。

でも、もし良性だったら、手術のされ損でしょう？」

「その通りです。そういう場合外科医は『がんでなくてオメデトウ』と言いますよ。

でもそんな言葉にだまされちゃいけない。〝CTガイド下生検〟といって、CT装置に体を入れて、画像を見ながら病変に針を刺して組織を採取する方法があります。それを提案しないのは、かりに良性だったら手術できなくなるからかも」

「じゃあ、CTガイド下生検をうけたらいいのですか？」

「それは別問題。手術ほどではないけれども、この生検は結構危険です。僕はCTガイド下生検中に即死した2件の医療裁判で、鑑定意見書を書いたことがあります。それで僕は、生検は勧めません。では、どう考えるか。

かりに肺がんであるとして、それを治療することに意味があるかどうか考えてみるのです。参考になる比較試験があります」

「どんなものですか？」

「肺がんリスクの高いヘビースモーカー男性9000人を2つのグループに分け、片方は定期的にエックス線撮影を行い（検診群）、他方は血痰《けったん》などの自覚症状がでるまで検査しない（放置群）、という試験が米国で行われ、それを何年も続けました。結果、肺がん発見数は、検診群のほうが多くなりました」

「ほう」

「検査をすれば、小さな肺がんがたくさん発見されるのは当然のことです。ともかく両群とも、肺がんが発見された患者は、手術や放射線などの治療をうけました。結果はどうなったと思いますか？」

「肺がんだから、どちらも死ぬ人がでるでしょう。ただ、検診群のほうが少なかったのではないでしょうか？」

「ふつうそう考えますよね。検診をうければ肺がんで死ぬのを予防できるというのが、いわば社会通念です。この試験を始めた専門家たちも、おそらくそう考えた上で、どの程度死者を減らせるか確かめたかったのでしょう」

「で、結果は？」

「検診群の肺がん死亡数は減らなかったし、放置群と同じでもなかった。実際には、検診群の肺がん死亡数が、わずかですが増えていたのです」

「えっ」

「肺がん死亡数が増えたのは余計に発見された分の患者たちのなかから手術、放射線、抗がん剤などで亡くなる人がでて、それが肺がん死亡数にカウントされたためでしょう。チェコスロバキアにも同じような比較試験があって、こちらでも検診群の肺がん死亡数が相当増えていました。

また〝総死亡〟といって、すべてのがん、心筋梗塞、事故・自殺などあらゆる原因による死亡を調べているのですが、それも検診群ではっきり増えていました」

「はあ……」

「つまり、検査をうけたり、発見した肺がんを治療すると命が縮むということです。あなたの場合、肺がんと確定していないのだから、肺がんではないかもしれないことを心のよりどころにして、二度と検査をうけないようにするのが一番でしょう」

［肺がん］

健診で見つかったがんは日常生活に支障がでない限り、完全放置がいい

Aさんは55歳の健康な男性です。ひさしぶりにうけた人間ドックで右肺に影があり、がん専門病院で、気管支鏡による組織採取（生検）を実施しました。顕微鏡検査では「腺がん」で、進行度はステージ3A。担当医からは「手術はできない」「抗がん剤しかない」と言われ、相談にこられたのです。紹介状とCTなどの画像データを見たあと、僕は言いました。

「がんという診断で間違いないでしょう。気管のそばのリンパ節も腫れているので、ステージ3Aですね」

「手術はできませんか？」

「ステージ3Aで手術をする外科医もいます。が、合併症が多いし、ほとんどの場合、肝臓などの臓器に転移がひそんでいるので治りません。ステージ3Aといっても、実質的には最終病期であるステージ4相当です。手術をしないという判断は妥当でしょう」

「抗がん剤はどうですか？　抗がん剤を始めた途端、どんどん体調をくずして死んでしまった親戚や友人を何人も見てきました。私もああなりそうで心配です」

「抗がん剤は毒薬ですからね」

「でも担当医は、抗がん剤をやらなかったら余命半年だと……」

「それは見てきたようなウソです。あなたは健康そうだし、ご自分で感じる体調からして、1年以内に死ぬことがあるとは思えないでしょう」

「はい。食欲もあって、ジョギングもしています」

「肺がんの成長スピードは結構ゆっくりだし、転移がひそんでいても、それが検査で発見できる大きさになり、さらに命を脅かすまで育つには何年もかかります。この肺がんを放っておいても、すぐに死ぬことはないのです」

「しかし医者は、自信たっぷりに余命半年と断言しました」

「考えてごらんなさい。主治医にそういうふうに脅されて、抗がん剤治療をうけなかった人がいると思いますか？

一般のがん治療医は、僕のようにがんを治療せず様子を見てきた経験がない。彼らが口にする余命期間は、決まって手術や抗がん剤治療をした場合です。

肺がんの患者に抗がん剤を投与した試験では、一般に患者の半数が6カ月から9カ月以内に死亡しています。それで余命半年と言ったのでしょう」

「私の場合、放っておいたらどうなりますか？」

「大きくなる、大きさが変わらない、小さくなる、という3つの可能性があります。自覚症状があって発見された肺がんは、徐々にではあれ、大きくなっていくと考えるのがふつうですが、あなたのように自覚症状がなく、健診や人間ドックで発見された肺がんは、大きくならないものが少なくないと思われます」

「医者は、がんが抗がん剤で小さくなれば、手術が可能になるとも言いました」

「かりに抗がん剤で消えたように見えても、がんがもともとあった場所に微小な病巣が点々と残っています。それなのに手術をすると、がん病巣のまっただ中にメスが入ることになり、再発時期が早まるだけです」

「それならば様子を見るとして、定期的に検査したほうがいいでしょうか？」

「そうしたら、検査のたびに医者に脅かされ、生きた心地がしないでしょう。がんが大きくなっても、生活の質が落ちない限り、放射線などで治療する意味はない。だから放置する場合、①がんと診断されたことを忘れる、②検査をうけない、③医者に近づかない、という3原則を守ることです。

そして、何か生活の質を落とす重大な自覚症状がでたら、あらためて検査をうけて対処法を検討するといいでしょう」

放射線治療もしないほうが長生きできる

［肺がん］

肺がんはタチが悪いといわれていますが、対処法さえ誤らなければ、意外と長生きできるものです。相談者は、非小細胞肺がんと診断されたHさん（82歳、男性）です。

「こんにちは。お元気そうですが、空咳《からぜき》がでますね」

「そうなんです。この咳は何だろうと近所の医者に行ったら、肺に影があると言われました。紹介された大学病院でのCT検査で肺がんだろうと言われ、気管支鏡検査で組織をとったのですが、手術後にだいぶ出血しました」

「大出血で亡くなることもあるんですよ。回復されてよかったですね。

組織型は腺がんですが、リンパ節が腫れていて、進行度はステージ3です。化学放射線療法という、抗がん剤と放射線を併用する治療を勧められていますね。これが現在のところ、ステージ3の標準治療です」

「しかし抗がん剤って毒物でしょう？ 82歳まで生きてきて、今さら毒を打たれたくないんです」

「どうするのがいいか、順序だてて考えてみましょう。まずあなたは、左肺に直径3センチほどの初発病巣と気管支の周囲にリンパ節への転移が見られるだけで、肝臓など他の臓器への転移は明らかでない。

肺がんの治療として片肺を全摘することがあるくらいだから、かりにがんで左肺全部が呼吸に使えなくなっても、右肺だけで生きていけます。つまり、がんを治療しなくても、当分死ぬ危険性がない。かりにあなたと同じ病期の人が100人いて、がんを放置したとすると、進行スピードは人によって異なりますが、1年の間に亡くなる人はわずかでしょう」

「そう聞いて安心しました」

「ところが抗がん剤と放射線の併用をした場合、1年以内に半数近くが亡くなってしまいます。放っておいたら死なない人たちが、治療の副作用で死ぬのです。その主原因は抗がん剤にあります。

肺がんが生じる人は、もともとタバコや大気汚染の影響で肺が傷ついており、抗がん剤で間質性肺炎という危険な肺障害がでやすいのです。

それにあなたは、ヘビースモーカーだったせいでしょう、CTでは広い範囲の肺組織が壊れていて、蜂の巣状になっています。それなのに抗がん剤を勧めるなんて、患者が死んでも構わないと考えているとしか思えない。でも、こういう医者が多いんですよ」

「じゃあ、放射線治療だけでいいんですか？」

「抗がん剤を併用するよりは相当ましでしょう。だけど放射線も危ない一面がある。放射性肺炎と呼ばれる間質性肺炎が生じたりして亡くなる危険が一定程度あるのです。だから咳を我慢できる間は、放射線治療もうけないのが一番確実に長生きできます。空咳に対しては咳どめの燐酸《りんさん》コデインが効くことが多いので、試してみるとよいでしょう」

「咳が我慢できなくなったら？」

「そのときは放射線しかないでしょう。ただし、注意すべき点が3つあります。

第1に、放射線治療医からも抗がん剤の併用を勧められるでしょうが、断り続けて、放射線だけにしてもらうこと。

第2に、リンパ節への照射範囲を広くしたがる放射線治療医が多い。しかし、肺がん手術後の比較試験では、照射なしのグループに比べ、リンパ節に広く照射したグループのほうが、生存率が落ちてしまった。あなたの場合、初発病巣と腫れているリンパ節だけに照射するとよいでしょう。

第3に、線量が問題です。1回2グレイという線量で週5回照射し、総計60グレイ以上の照射を勧められる可能性がある。しかし線量が多いと、放射性肺炎が生じやすく、咳がかえってひどくなることがあります。総線量は、なるべく50グレイ以下に抑える。

僕は30グレイ程度でやめていたけど、咳を抑える効果がありました」

「だけど、回数をどうしろとは頼みにくいですね」

「だったら咳がよくなったところで通院を打ち切って、放射線治療に行かなければいい。放射線治療は患者が自分の意思で回数を調節できるという利点があるんです」

抗がん剤は確実に命を縮める

［肺がん］

元気いっぱいのMさん（60歳、男性）は、会社の健康診断で肺に2センチの影が見つかり、紹介されたがん専門病院でステージ1の腺がんと診断されました。ところが手術をすると、肺の表面に転移を認め、切除は中止。術後に医者からは「ステージ4だから、抗がん剤」と言われました。しかし、Mさんは抗がん剤に疑問を持ち、相談にこられました。

「抗がん剤はうけたくないんです。今日は背中を押してもらいにきました」

「一応方針を決めたけど、僕の意見を確認しておきたいという方はたくさんおられます。結論を先に言うと、抗がん剤はやめておくのが賢明です。このままにしておけば、何年も生きられるでしょう。

そういう理由を説明するのに、乳がんを例に挙げてもいいですか。抗がん剤がなかった時代のデータが豊富だからです」

「はい」

「100年以上前は、すべての乳がん患者が対症療法だけうけていました。手術も抗がん剤もなかったからです。その時代の、亡くなられたあとの解剖で臓器への転移が確認された人たちの生存期間[*1]を見てみると、半数の患者が亡くなるのに2・7年かかっています。この期間を〝生存期間の中央値〟と呼びます。言い換えれば〝半数生存期間〟、もしくは〝半数死亡期間〟ですね。医者たちが患者に伝える〝余命〟はこの期間のことです」

「たとえば〝余命半年〟といっても、半年過ぎるまでは全員が生きて、その後バタバタ死ぬわけではないんですね」

「そうです。覚えておくべきは、何年かたった時点でも、その時点以降の半数生存期間は変わらない、ということです」

「えっ、どういう意味ですか？」

「たとえば半数生存期間が1年のケースだし、1000人の患者が1年後には500人になりますが、さらにその半分（250人）は、それから1年後（最初から2年後）にも生き残っている。そして総数が10人に減った時点でも、それから1年後に5人が生き残るのです。これが〝半数生存期間は変わらない〟の意味です」

「それは希望が持てますね」

「乳がん治療の歴史に戻ります。本格的な抗がん剤治療が始まった1970年代に、臓器転移がある患者たちを対象とした研究では、抗がん剤治療を開始するとすぐ、バタバタと亡くなり始めます。そして半数生存期間は2年で、無治療の場合より短くなっていました。抗がん剤の毒性で命が縮んだためでしょう」

「でも、抗がん剤は有効、といわれますが」

「その研究では、全患者の3分の2でがんが縮小し、〝有効〟と判定されています。専門家が言う『抗がん剤が有効』とは、がんが縮小するという意味です。有効率67％ですから、患者さんたちは期待しますよね。

ところが生存曲線を比べると、無治療よりも生存期間が短くなっている。まさに〝がんには効いた。患者は死んだ〟です」

「くわばらくわばら……」

「さっき説明したように、半数生存期間が2年であれば、本来は患者たちが生きている限り、どの時点からでも半数生存期間は2年のはずです。

ところが最近では、抗がん剤の種類が増えたので、別の抗がん剤にチェンジする〝乗り換え治療〟が蔓延《まんえん》しています。そして乗り換え治療をうけた人たちでは、半数生存期間が1年と、2年の半分になっています」

「ゾッとしますね」

「もっと怖い話があります。国立がん研究センターで何度も乗り換え治療を繰り返していて、最後に担当医から『もう抗がん剤は無理。ホスピスへ行きなさい』と言われた患者たちの半数生存期間は、そう言われたときから100日しかないのです」

「うわーっ」

「これらの患者たちも、最初の抗がん剤治療だけにして、乗り換え治療をうけなければ、ホスピスに行きなさいと言われた時点からの半数生存期間が2年だったはずなのです」

図2 治療しないで様子を見た場合の予想生存曲線

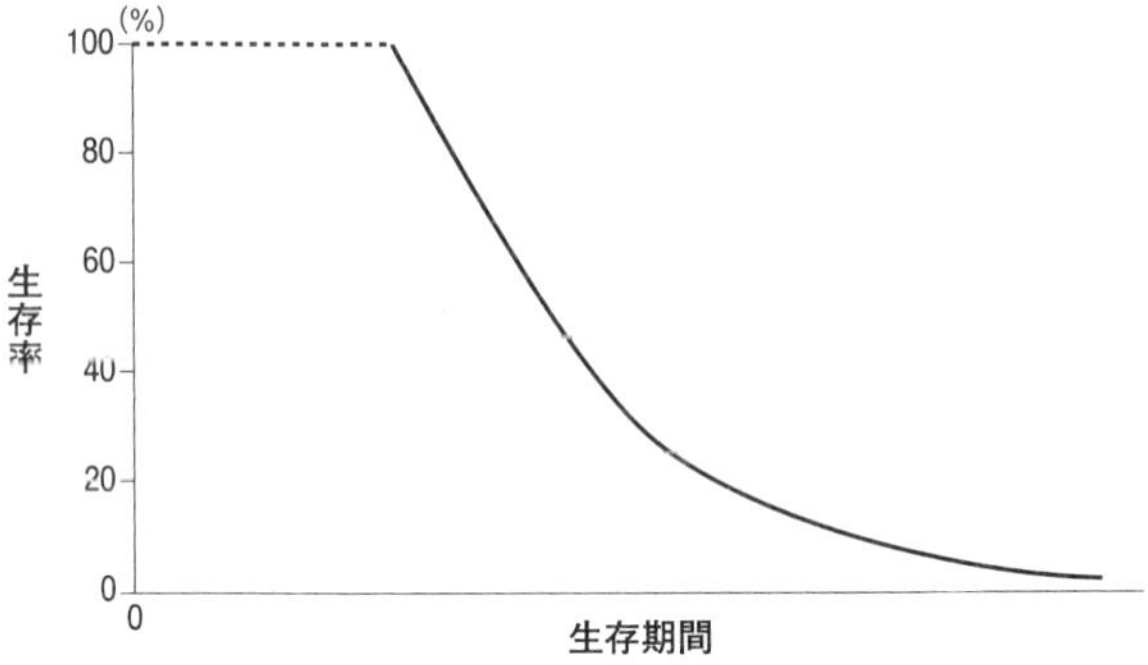

「そうなんですか」

「では、あなたのがん、肺の腺がん（非小細胞肺がん）ステージ4の抗がん剤治療について説明しましょう。

肺がんのステージ4は、乳がんのステージ4よりも半数生存期間が短くて、8カ月程度です」

「私もそうなりますか？」

「いいえ、それは抗がん剤治療をうけた場合です。どういうがんであっても、もし抗がん剤治療をうけなければ、このような生存曲線になるはずです（図2）。

点線で示した期間の長さは、がんの種類、大きさや進行スピード、患者さんの年齢・体力などによって違ってきます。乳がんの場合にも昔と異なり、最近の患者さんたちは、転移がごく小さいときに発見されるので、抗がん剤をやらなければ、こういう生存曲線になるはずです」

「なるほど」

「肺がんでも、あなたのように元気で、転移がんも小さい人は、がんを放置した場合、すぐに死ぬはずがないのです」

「気が楽になりました。ありがとうございます」

＊1——本文で言及した、臓器転移がある乳がんを放置した場合、抗がん剤治療をした場合、および何度も乗り換え治療をした場合のそれぞれの生存曲線は、『がん治療で殺されない七つの秘訣』（文春新書）に載せています。

医者の仕事は患者を脅すこと

［小細胞肺がん］

肺がんは、いくつかのタイプに分類されます。大きくは小細胞肺がんと、非小細胞肺がんとに分けられ、発生頻度の高い腺がんや扁平上皮がんは後者に属します。

小細胞肺がんは、肺がんの1割程度を占めるのみですが、一般に非小細胞肺がんよりタチが悪く、ほとんどのケースで他の臓器に転移がひそんでいます。

Zさん（70歳、男性）は、通っていた医院で撮影した胸部エックス線写真に異常な影があり、がんセンターで生検をうけ、小細胞肺がんと診断されました。

肝臓などへの転移は見られないが、胸部のリンパ節が腫れていて転移だろう、ステージは3だと言われ、セカンドオピニオン外来にこられました。

「CTでは、肺全体が蜂の巣のように見え、肺気腫状態です。長年吸っていたタバコの毒で肺組織がやられて間質性肺炎となり、それが進行して肺気腫になったのでしょう。がんセンターでは、何と言われましたか？」

「放っておいたら、余命は2～3カ月。抗がん剤治療をしたら10カ月程度だと言われました。でも、苦しい抗がん剤治療をしても治らず、その程度しか生きられないなら、抗がん剤はまっぴらだと断ってきました」

「勇気がありますね。その考えの筋道はあたっています。ただ、がんセンターの担当医が言った余命期間にはウソがある」

「というと？」

「まず、治療をうけなかったらどうなるか。あなたの場合現時点で、肝臓や骨などへの転移は明らかでないから、放置した場合の死因は、肺病巣が増大しての呼吸不全になるでしょう。ただ肺がんでは、片肺を全摘する手術が行われているように、片肺が全部やられても生きていけます。

一方、あなたの初発病巣は左肺の下部にあって、直径は5センチほど。それが大きくなって、片肺全部を占めるまでには相当長期間かかるはずです。またリンパ節転移も小さい。ご自身の実感として、2～3カ月で死にそうな気がしますか？」

「いえ、全然。元気そのものですが、坂道だと少し息が上がります」

「それは肺気腫のせいでしょう。ともかく、他臓器転移が明らかでなく、それだけ元気な現状からして、かりにあなたと同じ状態の患者が100人いたとして、放っておいて半年で亡くなる人はおらず、1年たつと、数人が亡くなっているかどうか、という程度でしょう。

これに対し、がんセンターの医者が言う余命は、半数生存期間。100人のうち50人目が亡くなるまでの期間です。

彼は、半数が2～3ヵ月以内に亡くなると言ったわけですが、ちょっと考えてみてください。そんなふうに余命を言われて、あなたのように勇気を持って治療を断る患者がこれまでいたと思いますか？　彼は抗がん剤を打った患者しか知らないはずで、彼が言った余命は治療した場合です」

「どうも、そうみたいですね」

「今日《こんにち》、患者を脅し、不安がらせて治療に追いこむことが、抗がん剤治療医や外科医の仕事になっています。本当のことを言って安心させたら、誰も苦しい治療をうけませんからね。次に、治療をした場合にどうなるかを考えておきましょう」

「はい」

「小細胞肺がんステージ3に抗がん剤治療をすると、半数生存期間は10カ月前後といわれていますが、統計上、死亡しているはずの患者を生きていると扱っている研究がほとんどで、実際にはもっと短いはずです。

他方で、どういう抗がん剤も、毒性のため間質性肺炎を起こしやすく、患者が亡くなりやすい。肺がんにかかった芸能レポーターの梨元勝さんはもともと元気で、タバコを吸わず、肺はきれいだったと思われるのに、3回目の抗がん剤治療で間質性肺炎がぱっとでて急死しました。

あなたのように、基礎疾患として間質性肺炎や肺気腫があれば、抗がん剤はなおさら危ない。半数生存期間は3カ月前後と見るべきでしょう。奇《く》しくも、がんセンターの医者が言った余命期間と同じですね。彼が治療してきた肺気腫患者の余命がその程度だったのでしょう」

「ありがとうございます。心が軽くなりました」

コラム

血圧の基準値をもうけることで、降圧剤の売り上げは20年前の6倍で1兆円超に

前述した通り、私たちの血圧は、脳に十分な血液がいくように各々の体の部位が調節した結果です。つまり血圧は、その人にとって必要だから、その値になっているわけで、あるべき血圧の「基準」という発想そのものがナンセンスです。

それなのに、なぜ高血圧を治療するのか。それは、かつて日本人に脳卒中が多かったことと関係があります。

脳卒中には大きく分けて、脳梗塞と脳出血があります。どちらも脳組織が壊《え》死《し》するのですが、前者の原因は血管内に血栓ができ血が詰まって流れなくなり、その先の脳組織が酸素不足になること。後者は血管が破れて血腫ができ、それが脳組織を圧迫して起きます。

戦後すぐの日本では、脳出血によって亡くなる人がとても多かった。一方で血圧が高い

人も多かったので、高血圧が脳出血の原因だと決めつけられ、高血圧対策が叫ばれるようになったのです。

その頃の専門家たちも、高血圧の治療やクスリの大切さを説きましたが、高血圧の目安自体はとてもゆるく、上は160以上、下は95以上でした。「高齢者では上の血圧は、年齢に90を足した値を目安にすればよい」ともいわれていました。

ともかくも脳出血による死亡率は減り、1975年には脳出血死亡率が脳梗塞死亡率を下回り、そのことは高血圧治療の成果と見なされました。

しかし実は、日本の医療体制が整っていなかった1960年から、脳出血死亡率は下がり始めていたのです（国民皆保険制度の導入は翌年）。

これは経済復興によって国民の栄養状態が改善されたからでしょう。動物性タンパク質が足りず低栄養だと、コレステロールなど血管壁を構成する重要物質が不足し、血管が弱くなり、破れやすくなるのです。

他方で、上の血圧が低く、120未満でも脳出血は生じやすい。ですから、クスリがどれほど国民の脳出血死亡率の低下に寄与したかは不明というべきです。

ところが2000年に日本高血圧学会が突然、高血圧と診断する基準を引き下げました（上が140以上、下が90以上）。さらには、血圧を下げる場合の目標値を上が130、下が85としました。これで事実上、130と85が高血圧の基準になったわけです。

しかし日本には、上の血圧が140や130で高血圧と診断するための、データ的根拠がなかったのです。それどころか、以前の160／95という基準にも根拠はなかった。日本高血圧学会が、根拠なく診断基準を引き下げたことから、「高血圧」患者を増やすことが目的だったとわかります。基準を140／90にしたことで、日本の高血圧患者は、それまでの1600万人から3700万人に、一挙に2100万人も増えました。

さらに降圧目標値を130／85に下げたことから、成人の半数以上が高血圧にされてしまったのです。

結果、降圧剤の売り上げはうなぎのぼりとなり、1988年のおよそ2000億円から、2008年には1兆円を超えて6倍増。診断基準の操作1つで、これほど売り上げが伸びるのです。

それだけではなく、「患者」とされた人たちは、医療機関に定期的に通ってくれるので、毎回の診察料や検査代なども増えました。

これは推論になりますが、基準を引き下げた動機は、①日本の人口は減少傾向にあるのに、医者の数は右肩上がりで増えるから、医者たちに回る医療費の総額を増大させたい、②製薬会社の売り上げ増に協力すれば、医者に多額の研究費が流れこむ、こういった学会重鎮たちの思惑も大きかったでしょう。

少し前に、ディオバンという降圧剤の臨床研究に際し、製薬会社社員と専門家らが不正を働いたことが問題になっていましたが、これなども専門家が億単位の研究費を製薬会社からもらえないとすれば、起こり得なかった事件です。

第3章 頭頸部のがん

下咽頭がん／甲状腺がん／舌がん

【下咽頭がん】

声を失うほどの手術をしても、放射線治療をした場合と生存率は変わらない

下咽頭《かいんとう》はのどの奥、食道につながる食べ物の通り道。のど仏の裏にある声帯の、さらに裏側に位置します。タバコとお酒が好きな人はここにがんができやすく、勝新太郎さんも下咽頭がんで亡くなりました。

のどの違和感がきっかけで下咽頭がんを発見されたLさん（63歳、男性）は、がん専門病院の耳鼻科医に、①下咽頭を全摘する、②下咽頭の代用にするため小腸の一部を切り取り、のどと食道の間に移植する、③声帯も切除するので、声が出せなくなる、④首の下に穴をあけて、呼吸はそこからする、⑤首のリンパ節もごっそり切除する、という手術の説明をうけて大ショック。セカンドオピニオン外来に、放射線治療の相談にみえました。

「首のリンパ節にも転移があり、進行度はステージ4ですね。耳鼻科医には、早期のがんなら放射線で治療できるが、ステージ3以上の進行がんは手術のほうが確実だ、と言われたんでしょう？」

「はい。放射線だと再発しやすいと」

「この耳鼻科医はテレビでもそんなことを言っていましたが、実は放射線でも、手術でも、生存率は変わりません。手術の場合、下咽頭を切除した傷あとに再発することが多いからです」

「どうしてそういう説明がないのでしょうか？」

「耳鼻科医たちに焦りがあるからでしょう。今まで下咽頭がんといえば、早期のものを含め、すべて手術でした。ところが生存率が変わらないとわかって、患者たちが放射線治療に大移動しつつある。それで患者を逃がすまいと、説明にウソをまじえるわけです」

「でも、セカンドオピニオンを希望して、同じ病院の放射線科に行ったら、『耳鼻科の先生の言う通りです』と言われました」

「日本のがん治療は、ずっと手術優先できたからね。放射線治療が脚光をあびるようになった今も、どのがん専門病院でも大学病院でも、手術をする診療科の力が強いままなんです。放射線治療医たちは遠慮して、口ごもってしまう。食道がんや子宮頸がんなどでも同じ問題があります」

「放射線治療をうけるには、どうしたらいいでしょうか？」

「耳鼻科医にきっぱりと、『放射線治療をうけます』と言うのが1つ。他の病院の放射線治療科に紹介状を書いてもらってもいい。ただ、注意すべきことがあります」

「何ですか？」

「現在、下咽頭がんの治療では、抗がん剤を併用する〝化学放射線療法〟がもてはやされています。これは放射線だけで治療するのと比べて、照射範囲内の再発率は下がるけど、実は生存率は変わらないんです。生存率は、転移の有無で決まってしまうから。

なのに、化学放射線療法は後遺症がひどくて、日常生活の質がガタ落ちになる。たとえば、食べたものを飲みこめなくなり、胃にチューブを入れる〝胃ろう〟生活になった患者が4割にのぼった、という報告もあります」

「うわっ」

「また耳下腺という、耳たぶのあたりにある唾液腺にも放射線がかかるので、つばが出なくなって、口のなかがカラカラの一生を送る人もいる。

先日、相談にみえた方は、大学病院で化学放射線療法をうけたあと口が乾きっぱなしで、面談中も数分おきにスプレーで口のなかに水を吹きつけていました」

「なんだか生活が大変になりそうですね」

「今と比べ、日常生活の質は確実に落ちます。それで化学放射線療法もうけずに、様子を見ている患者さんを何人も知っています。呼吸ができて、食事がとれれば、のどのあたりのがんが原因で亡くなることはないので、放置して、症状がどうなっていくのか、治療の必要がでてくるのかを確認するのも1つの方法ですね」

［甲状腺がん］

健診で甲状腺がんの早期発見は15倍に増えたが、死亡率は変化なし

健康なのに、甲状腺がんを発見される人が増えています。頸部の超音波（エコー）検査で腫瘍らしき影を指摘され、その部分に針を刺す「細胞診」で「乳頭状腺がん」と診断されるのです。そして、甲状腺の手術が行われることになる。

Tさん（42歳、女性）もそういう1人で、手術が必要と言われたのですが、僕のセカンドオピニオン外来にこられました。

「ちょっと首をさわらせてください。……シコリはありませんね」

「主人の会社の人間ドックを受診したら、あれよ、あれよという間に、がんだ、手術だ、ということになりました。I病院のドクターは、早く見つかってラッキーだったと。や

っぱり切ったほうがいいんでしょうか？」

「今日はこのがんの特徴やデータ的なことをお話しするので、それを参考にして、手術をうけるかどうかを決めてください。

まず米国では、甲状腺がんの発見率が、超音波検査の普及とともに、30年間で2倍に増えています。ところがその間、死亡率が下がっていないのです」

「どういう意味ですか」

「発見が増えた部分は〝早期発見がん〟なので、もし早期発見・早期治療に意味があるなら、甲状腺がんで死亡する人が減ってしかるべきです。

それが減らないのは、放っておいても人を死なせないものを発見して、手術しているということでしょう」

「だけど担当医は、放っておくと、がんが甲状腺の外にでて、気管に入って、大変なことになる、と言いました」

「それは見てきたようなウソ。超音波で発見された乳頭状腺がんを放置・観察している施設がいくつかありますが、それらからの報告では、甲状腺の外にでたケースは1例もないし、僕も見たことがありません。

I病院も一部の患者は、放置・観察をしていますよ」

「そんな話はでませんでした」

「この病院は担当医によって方針が違うようで、乳頭状腺がんの患者に対し、様子を見る選択肢を教える医者もいます。あなたがあたったのは、手術をしたがる外科医だったのでしょう。もともと甲状腺には、潜在がんが多いことが知られていました」

「潜在がんって？」

「自覚できる症状がなく、気づかれないまま各臓器にひそんでいるがんのことで、他の病気や事故で亡くなった人を解剖してわかります。

甲状腺は前立腺や乳腺と並んで潜在がんが多い臓器で、ある解剖統計では、36％に甲状腺がんが見つかっています」

「亡くなるまで問題を引き起こさなかったということですね？」

「そうです。超音波で見つかる乳頭状腺がんは、無害な潜在がんなのです。

福島原発事故のあと、子どもの甲状腺がんが多数発見されていることが報じられていますが、事故後まだ数年しかたっていないので、かりに被ばくで発がんするとしても、そんなに早く発見できる大きさになるはずがない。これらも無害性の潜在がんでしょう。[*2]子どもの検査もしないほうがいいんですよ」

「私の主人は『心配だから手術をうけろ』と言うんですが……」

「僕から見ると、手術のほうがよほど心配です。甲状腺ホルモンを一生飲み続けなければならなくなったり、声帯を動かす神経を傷つけられることがあるからです。

手術あとも結構目立ち、原発事故後に子どもへの甲状腺手術が多数行われたチェルノブイリ周辺では、傷を称してチェルノブイリ・ネックレスと呼んでいます」

「そうなんですか……」

「お隣の韓国では、90年代に国が甲状腺がん検診を推進することを決めたため、2011年の甲状腺がん発見数は90年代の15倍になりました。それで現在、毎年4万人が甲状腺がんと診断され、手術されています」

「えっ、そんなに!?」

「もし転移を予防できるなら、韓国では甲状腺がんの死亡数が減ったはずですが、実際には死亡数は昔と変わらぬ３００人台。〝本物のがん〟の発生数は不変で、〝がんもどき〟だけが15倍に増えたということです。

その結果、後遺症もひどい。手術をうけた人の11％が副甲状腺ホルモンという重要なホルモンがでなくなって、一生薬漬け。別の２％は声帯を動かす神経を傷つけられて、しわがれ声になってしまいました」

「お話を聞いてよかったです。手術はやめておきます」

＊2―前述の甲状腺の潜在がんを36％に見つけたという解剖報告では、20歳以下の若年者のケースが1例含まれており、その甲状腺に潜在がんが見つかっている（Cancer 1985;56:531）。たまたま1人を解剖して、まさにその1人に潜在がんが発見されたのは、被ばくしていない若年者の間にも（１００人中、20人、30人といった）高い頻度で甲状腺がんがひそんでいることを意味しているだろう。

無意味な再手術を勧められる患者たち

［舌がん］

舌は筋肉の塊で、食べる機能やしゃべる機能に大きく関わっています。舌がんは、筋肉を覆う上皮から発生しますが、①歯列に接する舌側縁《ぜつそくえん》に発生するものがほとんどであること、②乱ぐい歯など歯列が乱れている人に多く見られることから、舌が歯で噛《か》まれた刺激が発がんに関わっていると考えられます。舌がんの治療法としては、日本では手術が盛んですが、それが一番の問題です。

Cさん（60歳、女性）は、舌がんの手術をうけたのですが、再手術を勧められ、どうしたものかと僕のセカンドオピニオン外来にこられました。

「何かデータをお持ちですか？」

「すみません。紹介状をもらう暇がなかったので」

「あなたのお話だけからでも、意見を言うことは可能です。ちょっと舌を見せてください。……舌の右横がくぼんでいますね。首のリンパ節にははっきりした転移はありません。それじゃあ経過を話してください」

「最初、歯医者さんで舌に何かできていると指摘され、紹介された大学病院で組織をとって顕微鏡で調べたら、舌がんだと。小さくて浅かったので、がんの周囲を含めて切除すれば十分ですよと言われて、局所麻酔で手術をうけました。

ところが、切除した組織を顕微鏡で詳しく調べたら、取り残した可能性があるから再切除をしようと。今度は全身麻酔で、かなり大きくとりますと言われ、怖くなって相談にきました」

「小さくとったといっても、これだけくぼんでいるから、再手術だと相当くぼむでしょうね。筋肉は再生しないので、一生ロレツが回りにくくなる可能性があります」

「それがいやなんです。だけど担当医からは、『再手術をしないと再発するから、そのときはもっと大きく切除することになる』と言われました」

「その話には2つ問題があります。

まず、あたかも必ず再発するかのように言われた点。顕微鏡検査では、がん細胞がとった組織の端には達していない。がん病巣は一応きれいに切除できたようなので、再発しないケースが多いでしょう。

乳がんや大腸がんなどの臓器温存手術では、がん細胞が切除した組織の端に達して臓器のほうにがん細胞が残っていると思われても、再発しないケースが多数派です」

「ホッとしました。もう1つは？」

「再発したら、再手術が必要であるかのように言った点。放射線治療の一種に、小線源《しょうせんげん》治療という方法があります。放射線をだす、小さな線源を金属の針などに密封し、舌に一時的に埋めこんで、がん細胞を叩くのです。舌がそのままの形で残り、機能障害もでない一方、治る率は手術と同じです」

「そんな話はしてくれませんでした」

「そういうことを教えると、手術をうける患者がいなくなってしまうからね。もっとも初回手術のあとに、念のためと小線源治療を行うことは、まずない。初回手術の代わりに行うか、術後の再発のときに施行することになります。

　あなたの場合は、初回手術でその程度のへこみですんだけど、がんがもっと大きいと、舌を半分とられてロレツが回らなくなり、社会活動にさしつかえて職を失う人が大半です。初回から小線源治療にすべきなんだけど、みんな手術に誘導されている」

「小線源治療はどこでうけられますか？」

「日本では実施している施設が少ない。ネットで小線源治療をしている施設を調べ、直接問い合わせて、舌がんの治療をしているかどうか聞くといいでしょう。

　治療のために飛行機で往復する必要があるような場合でも、一生のことを考えれば安いものです」

コラム

降圧剤を飲むと、死亡率が上がる

現在日本では、上の血圧が130以上、または下が85以上でクスリを処方されている人が少なくないはずです。その場合にどうしたらいいかを考えてみましょう。

まず、クスリが処方され始めたときの血圧を思い出すことです。上が147以下、かつ下が94以下だったのなら、日本人間ドック学会が発表した「新基準値」内の値ですから、一も二もなくクスリをやめていいのです。

「高血圧のクスリはやめたら危険、一生飲み続けなければならない」という話は、クスリを売り続けるためのデマです。実際には降圧剤はいつやめても大丈夫で、逆に血圧が下がる人も大勢います。

では、クスリ服用開始時の血圧が、新基準値を超えていたらどうするか。

まず、次の2点を肝に銘じましょう。

①血圧は、脳に十分血液がいくよう体が調節した結果であり、人の血圧に「基準」というものはない

②上が160の人は160という血圧が、180の人は180という血圧が必要

実際フィンランドの調査では、80歳以上で生存率が最も高かったのは上の血圧が180を超えた人たちで、140を下回ると死亡率が高くなっています。血圧が高いのは元気な証拠なのです。

次に、比較試験の結果を知るとよいでしょう。似た血圧の人たちを2つのグループに分け、片方にはクスリを飲ませ、他方には偽りのクスリ（プラセボ）を飲ませる試験です。

欧米での、降圧剤に関する比較試験の結果を見ると、下の血圧が115ないし129といった超高血圧の場合には、降圧剤の寿命延長効果が示されています。しかし、ふつうの高血圧では、寿命の延長効果は示されていません。

この点、上が140～159、または下が90～99の人たちを対象とした比較試験で信用できるものが、欧米には4つあります。ところが、それぞれの結果を見ても、総合的に解

析しても、降圧剤で死亡率は下がらなかったのです。

日本人ではどうか。上が150～180、または下が90～100の人たち300人あまりを2つのグループに分けた比較試験が1つだけあります。

結果は、プラセボ群と降圧剤群で、死亡した人数は同じでした。

ただし、違った点が2つあります。1つは脳卒中を発症した人数で、プラセボ群が6人に対し、降圧剤群では9人でした。血圧を下げたために脳梗塞が増えたものと思われます。

2つめには、がんを発症した人数も違った。2人対9人と、降圧剤群のほうががん発症者が多いのです。

降圧剤は、高齢者では特に危険です。欧米の比較試験から、80歳以上の試験結果を抜き出してみると、降圧剤群の死亡率がプラセボ群より高くなっていました。

このように比較試験の結果を見ると、降圧剤は無意味というより、危険です。血圧を下げることにより脳への血流が滞るので、脳細胞がうまく働かなくなってボケが進み、自立生活が困難になります。

また脳血流が滞ることから、血が固まりやすくなり、血栓ができて脳梗塞を発症します。

脳出血予防のためのクスリで脳梗塞が生じるのは、本末転倒です。

その上、がんを増やすリスクもあるのです。

これからは、多少血圧が高いのは元気な証拠と考えましょう。血圧は測らないのが一番です（僕は40年以上、測ったことがない）。

測ってしまった人は、その血圧は体が調節した結果だということを思い起こしましょう。栄養状態がよくなり脳血管が丈夫になった今日では、60歳を超えたら、年齢に90ではなく、110を足した数値までは問題のない血圧だと考えるべきです。

もし心配で血圧を下げたいと思うなら、減量や早寝早起き、たっぷりの睡眠、よく歩くことなどを心がけて、自然に下がるようにしましょう。

第4章

肝臓がん／胆管がん／膵臓がん

手術をすると命が縮まる

［肝臓がん］

がん手術をうけろと言われたら、誰でも二の足を踏むものです。高齢者ならなおさらでしょう。ここでは、肝臓がんと診断された78歳のHさん（女性）のケースを紹介します。

なお、肝臓がんの治療法としては、①肝臓の一部を切除する手術、②超音波（エコー）で見ながら患部に針を刺してがんを焼きさる、ラジオ波（高周波の電波）による焼灼療法などがあります。条件が合うなら、手術よりもラジオ波焼灼療法が妥当です。

「78歳ですか、お元気そうですね」

「はい。何やかんやと忙しくしています」

「ご家族がいらっしゃるのに、今日はおひとりですか？」

「大騒ぎしそうなので、がんのことはまだ言っていないんです」

「それは賢明ですね。もともとC型肝炎があり、それから肝硬変になったんですね」

「体調がいいので、しばらく検査をサボっていました。最近、ひさしぶりに受診したら、超音波検査で肝臓に影があると。紹介された大学病院では外科医に、『肝がんだ、手術しかない』と言われました。でもこの年ですし、手術はうけたくないんです」

「がんは8センチほどありますね。大きすぎて、ラジオ波で焼ききることはできないでしょう。治療をうけるとすれば手術です。

検査数値を見ると、肝機能は良好だから、肝硬変があっても手術はできるはずです」

「手術すると治りますか？」

「肝硬変や慢性肝炎から生じた肝がんは、手術で取り切れても、残った肝臓に別のがんができることが多い。5年以内に8〜9割が再発します」

「あー、いやだ、いやだ。放っておいたらどうなりますか？」

「肝臓は余力が大きい臓器で、機能が正常なら、肝臓全体の8〜9割ががんに置き換わるまで生きていられますが、肝硬変があると余力が小さくなり、半分やられただけで亡くなる人もでます。あなたの場合は肝機能から見て、7割程度までがんに置き換わっても生きている可能性があります」

「最後は苦しむんですか?」

「肝がんは完全放置したら楽に死ねる、代表的ながんです。たとえば最後は肝機能が低下して黄疸になり、意識が薄れて眠るように死ねます」

「手術に延命効果はあるんですか」

「手術で延命できる、というのが外科医たちの見解です。ですが、本当に延命できるとは証明されていないのです」

「命が縮むことは?」

「それはいくらでもあります。手術中に亡くなる人も、術後、麻酔から目覚めず、そのまま亡くなる人もいます。今は、患者の選別が上手になったから、昔よりも手術で亡くなる人は減っていますが、ゼロにはならない。半年以内に数%が死亡しますが、それは術死です。

手術できる人は、放っておけば、すぐ死ぬことはないので、1年以内の死亡率は、手術したときより低いでしょう」

「5年後はどうですか？」

「手術したほうが、生存率が高くなりそうな感じがするけど、これも実は証明がない。肝臓がんの増大スピードは患者によって異なります。

ゆっくり大きくなる人は、放っておいても何年も生きられる。だから、手術をうけて5年以上生きる人がいるからといって、延命効果の証明にはならないのです」

「先生は手術をうけるべきだと思いますか？」

「それは、あなた自身が決めなければいけません。僕の患者さんの何人かは、70代、80代で、あなたと同じような大きさの肝がんができて、完全放置をつらぬいています。

僕は、完全放置の選択も妥当と思っていますが、手術をうける患者さんの気持ちもよくわかります。だからおうちに帰って、ご自身で決めてください」

「はい、そうですね。じっくり考えてみます」

肝臓がんは手術をしても再発率は8割

［肝臓がん］

肝臓から発生するがんには2種あります。種々の分子の製造や解毒を役目とする細胞から発生する「肝細胞がん」と、肝細胞でつくられた胆汁の通り道である胆管から発生する「胆管細胞がん」です。圧倒的多数は肝細胞がんですが、そのほとんどは、慢性肝炎や肝硬変に引き続いて発生し、多発する傾向があります。

今回紹介するのは、複数の肝病巣を持つDさん（69歳、男性）です。

「CT画像を見ると、肝臓に4センチと2センチの2つのがん病巣があります。肝細胞がんでしょうね。肝硬変もあるようですが、肝機能は良好で、手術にも耐えられる状態です。担当医には肝臓を部分的に切除する手術か、肝動脈塞栓《そくせん》療法を勧められたのでしよう」

「その通りです。でも、開腹手術はうけたくありません。肝動脈の塞栓療法をうけるべきでしょうか？」

「塞栓療法は、カテーテルという管をがん病巣に分布する動脈に入れ、詰めものをして血の流れを止め、がんを兵糧攻《ひょうろうぜ》めにする治療法です。日本では長い歴史があって標準治療とされ、がん病巣が消えるケースもあります。

ただ、別の臓器に分布する動脈を詰めてしまって命を縮めるケースもあったりして、平均的にみて寿命を延ばすかどうか、疑問があります。この分野のボスは医学雑誌で、『寿命を延ばすというエビデンス（根拠データ）はない』と発言しています。医者向けには正直なんですよね」

「はあ。それでも標準治療ですか。インターネットで、ラジオ波を使う方法があることを知ったのですが、担当医には『適応基準に合わないからダメだ』と言われました」

「ラジオ波焼灼療法は、体外からがん病巣に針を刺して高周波の電流を流し、針の周囲のがん病巣を焼けこげにして死滅させる方法です。

日本肝臓学会が定めた指針（ガイドライン）では、3センチ以下の肝がんで、3個以内の場合が対象とされています。あなたの場合、1つが3センチを超えているので、ガイドラインに合致しないのです」

「やっぱりダメですか……」

「この指針が定められたのは何年も前で、その後ラジオ波治療はいちだんと発展したので、現状に適合しないきらいがあります。

現実には、5センチの肝がんを治療している施設もあります。施設により医者により、技術差が大きいのです。まあ、それは手術も一緒ですが」

「私の場合、ラジオ波が可能でしょうか？」

「4センチのほうは、何度も通電して少しずつ焼くので、技術的に難しいのですが、あなたのは肝臓のど真ん中にあるから、なれた医者なら可能でしょう。

2センチのほうは、太い血管や胆管がそばにあるので、ラジオ波で焼くと、それらを傷つけてしまうかもしれません。危険か安全かは僕には判断できないので、ラジオ波治療施行医に直接聞く必要があります。

ただ覚悟しておくべきは、再発率の高さです。慢性肝炎や肝硬変があるとがん細胞が発生しやすく、今回の治療がうまくいっても、他の場所に再発が生じる可能性が高いのです。5年以内におよそ8割が再発します。もっとも再発しやすいのは、手術した場合も同じです」

「本当のところ、手術とラジオ波治療はどちらのほうが成績がいいのでしょうか？」

「これまでの治療成績を比べると、5年生存率はほぼ同じ程度のようです。ただし、1年以内の死亡率は手術のほうが格段に高い。肝臓の一部を切り取るため、肝機能不全で亡くなる人が多いのでしょう。

日本では、手術とラジオ波治療を比べる、全国的な比較試験が始まっています。これは、試験を担当する医者たちが、2つの治療法の成績に大差がないと予想しているからこそ始められたわけです。

でも、以上のような説明をうけた上で、手術のほうに回されてしまうかもしれない試験に参加する患者がいるとは考えにくい。もし目標数の患者を集めたら、虚偽の説明がなされていた証拠になるでしょう」

5年生存率が低くても「手術で治る」と言う医者たち

［肝外胆管がん］

肝臓でつくられる重要物質の1つは胆汁で、腸内で食物の消化を助けます。この通り道となるのが胆道で、小川が合流を繰り返して大河になるように、肝臓内にある小胆管が合流を繰り返し、最後は総胆管となって十二指腸に至ります。

Fさん（74歳、男性）は総胆管にがんが生じて内科的処置をうけたあと、手術の相談のため来所されました。

「体調が悪くなって病院へ行ったら、黄疸を指摘されて、消化器内科に緊急入院されたのですね。

検査で胆管がんと診断され、十二指腸に内視鏡を入れて、細いチューブを胆管内に送りこみ、がんで狭くなっているところを越して、プラスチックのチューブを置いてきた。胆汁がチューブのなかを通って排出され、黄疸も軽減したわけで、よかったですね」

「はい。白くなっていた便も色が戻りました」

「大便は胆汁とまざってあの色になるわけで、白くなるのは黄疸のサインなのです。ところで、内科医からも手術が必要だと言われたのですね」

「はい。外科に回され、根治手術を勧められました。だけど父が胃がん、兄が肺がんで手術をしたら、2人ともすぐに亡くなったので、うけたくないのです」

「根治手術というのは、膵頭《すいとう》十二指腸切除術です。総胆管は膵臓のなかを通って十二指腸に至っているため、膵がんと同じ手術になります。膵臓の頭部と十二指腸以外に、胃も半分近く切除する大手術です」

「外科医は、治る可能性はこれしかないと……」

「あなたの進行度、ステージ3の場合、術後の5年生存率は20%程度です。そのなかには、胆管がんが再発している人も含まれていますし、5年目以降に再発することも少なくないので、生存率はもっと下がります。

それなのに『手術で治る』というのは言いすぎでしょう。ところであなたは、今、死にそうな気がしていますか？」

「いいえ。元気になったので、死ぬような気はしません」

「そうでしょう。実際にも、胆汁が排出され続けるよう工夫していけば、臓器転移がでてこない限り、何年でも生きていけます。

ある医学部教授夫妻は、母親の胆管がんを手術させず、胆汁の排出策に徹して、10年ももたせました。

これに対して〝根治手術〟をうけると、1年以内に4割もが亡くなるでしょう。

死因の多くは手術の合併症で、膵臓の残りを小腸に縫い合わせた箇所が消化酵素で溶かされ、細菌を含んだ小腸内容物が外に漏れて膿瘍《のうよう》や敗血症となって死んだり、血管が消化されて出血死するのです。

メスを入れたところにがん細胞が集まって、爆発的に増殖する人もいます」

「放射線治療はどうですか？」

「周囲の重要臓器を避けて胆管だけに照射することが難しく、線量を上げられないので、有効とは言えません。

あなたの場合、胆汁排出の措置を続けるのが一番長生きする方法でしょう」

「チューブは今後どうなりますか？」

「内腔《ないくう》が詰まったり、抜けたりする可能性があります。それでステントという金属製で網目状の筒に取り替えようという提案があるかもしれません。

ステントはチューブより長持ちするとされていますが、長い目で見るとやはり詰まりやすく、再開通のための処置をする必要がでてくるでしょう。その場合、ステントは抜去しにくく、再開通処置が難しくなります。また、ステントは太いので、十二指腸の内容物たる細菌などが逆流しやすく、胆管炎が生じて、高熱と腹痛で苦しむことも少なくない。

それやこれやで、チューブよりステントがいいとは断言できません。何事も、うまくいっているときは変更を加えないほうがいい、と言いますね。

あなたの場合も、当分はこのままにして、何か問題が起きたら、対処法を内科医と相談するようにしたらどうでしょうか」

手術をすると、がん細胞が爆発的に増える

［膵頭部がん］

昭和天皇がかかられたのと同じ膵頭部がんのケースを紹介します。

膵臓は胃の裏側にあり、十二指腸がコの字に屈曲した部分に膵頭部がはまりこんでいます。肝臓でつくられた胆汁の通り道である総胆管が膵頭部のなかをつらぬき、十二指腸に胆汁を排出しているほか、膵臓は、血糖調節のためのインスリンや、食物を消化するための酵素をつくる工場として重要です。

さてBさんは65歳の男性で、体調がすぐれず病院に行ったところ、黄疸があると指摘されました。精査すると膵頭部のがんで、総胆管が閉塞したため胆汁が血液中に逆流し、皮膚や白目が黄色く染まったのです。

Bさんは、口から内視鏡を十二指腸に入れて、胆管にチューブを通す「胆汁排出術」を

うけました。それがうまくいって黄疸が軽減したら、担当医から「手術してがんをとってしまいましょう」と言われたそうです。それで意見を求め、セカンドオピニオン外来にこられました。

「元気そうですね」

「はい、体調はよくなり、食欲もあります」

「そうでしょう。がんが体内にあっても、それだけでは体力は落ちません。あなたの場合、黄疸がとれたから、このままにしておいても亡くなることはありません」

「すると、いつまでも生きられますか」

「残念ながら、膵がんのケースのほとんどが、肝臓や腹膜に転移がひそんでいます。今は小さくてCT検査では見つかりませんが、いずれ増大してくる。ただ増大スピードは比較的ゆっくりですから、当分は亡くなりません」

「手術すると、どうなるのでしょうか？」

「手術は大がかりになります。胃の半分と十二指腸をとり、膵頭部を切除。そして胃、小腸、胆管の切り口をつなぎ合わせ、残した膵臓を小腸にくくりつける。ところが膵臓から強力な消化酵素がでているので、それが縫い目を溶かして腸の内容物が周囲に漏れ出し感染病巣になるし、血管を溶かすと大出血してしまう。

かつては手術をうけた半数近くが、合併症で死亡して退院できませんでした。今でも術死がありうるから、手術をうけるなら遺書を用意すべきですね」

「でも手術なら、治る可能性があるのでは？」

「医学界には、〝膵がん手術で治ったケースは、がんという診断を見直せ〟、という言い伝えがあるほどです。

それに手術をすると、再発時期が早まります。アナウンサーの逸見政孝さんのことを覚えていますか？　彼が胃のスキルスがんの手術後、あっという間に再発して死亡したのは、腹膜転移が原因です。腹膜転移病巣は、ふだんは育ちにくいけれども、手術で腹膜を切り開くと、組織が弱ったのに乗じて、がん細胞が爆発的に増えるのです」

「具体的には、どんなふうになるのですか」

「胸やお腹の術後の写真は撮れないので、乳がんの手術あとの写真をお見せしましょう。

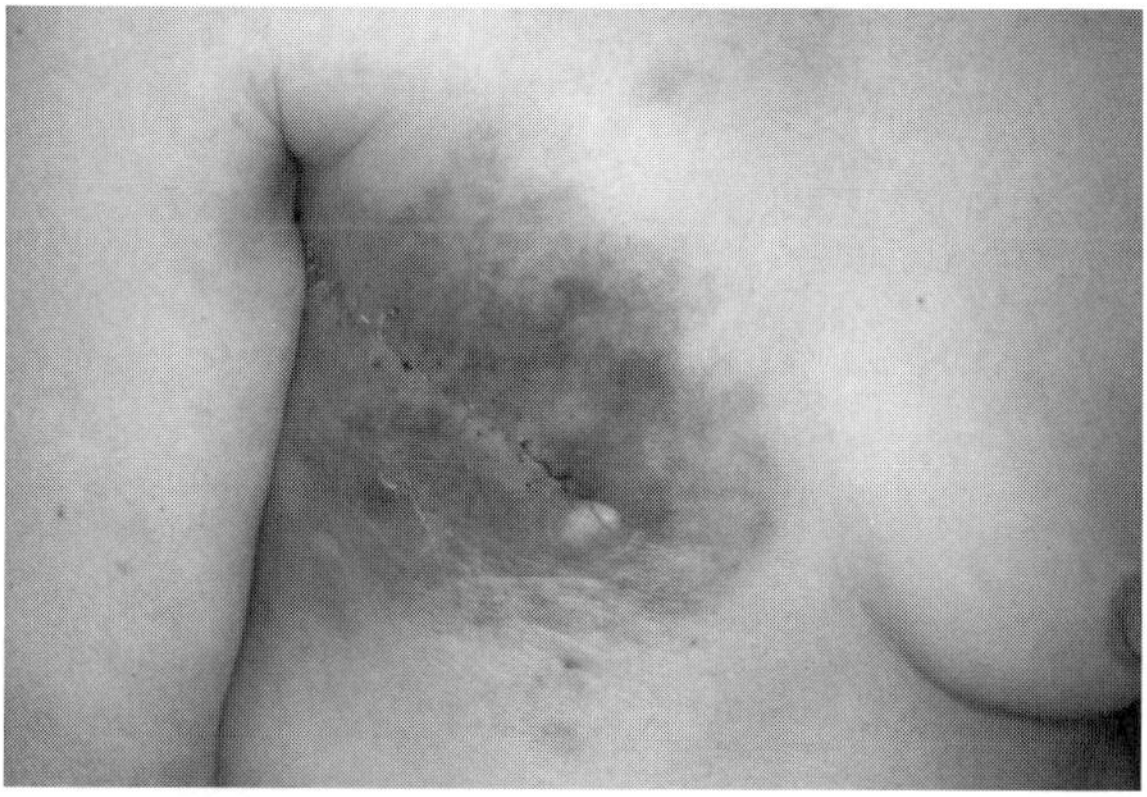
右乳房の全摘手術のあと、乳がんが再発した写真

この方は右の乳房の全摘手術をうけたのですが、まもなく、乳房があった場所にでこぼこしたコブ状の組織が盛り上がってきました。これは〝局所再発〟と呼ばれますが、実際には血液中をめぐっているがん細胞が、メスが入って傷ついた皮膚組織に集まって増殖した〝局所転移〟です。肺がんや胃がんで手術をうけたあとにも、胸やお腹のなかではこういう再発が起きているんです」

「膵がんも同じですか？」

「そうです。膵がんのほとんどは〝本物のがん〟であり、腹膜に転移しています。つまり胃のスキルスがんと同じです。そこにメスを入れた逸見さんのお腹のなかは、この写真のようになっていたはずです。

ただ、この再発は〝転移〟の一種なので、転移能力がない〝がんもどき〟であれば生じることはありません。結局、〝本物のがん〟の場合、メスを入れずにそっとしておくのが、がんと共存して一番長生きするコツなのです」

「先生のご専門の放射線治療はダメですか？」

「昭和天皇は、出血が続いて、輸血を繰り返したけれども亡くなられた。正式発表はなかったけれど、十二指腸を破ったがん腫瘤《しゆりゆう》から出血していたと思われます。主治医団は何も治療をしなかったけれど、放射線をかければ、出血はとまったはずです。膵がんは意外と放射線が効くのです。だけど放射線も、かけすぎると消化管に穴があいたり、出血したりと、やっかいなことになります。

また、胆管にステントを入れていると、放射線が金属部分で跳ね返って胆管にかかる線量が高くなり、危険です。

ですから生活の質をいちじるしく落とす自覚症状がでてから、放射線治療の当否を慎重に検討するようにしましょう」

転移がんがあっても長生きできる秘訣とは　［膵臓がん］

転移がんや末期がんで、医者に「打つ手がない」と言われると、患者・家族は免疫療法など、何かにすがりたくなるものです。

膵臓がんが肝臓に転移しているGさん（65歳、男性）は、抗がん剤以外に何かないかと、セカンドオピニオン外来にこられました。

「担当医には、どんなことを言われましたか？」

「抗がん剤をやらなければ、半年の命だと……」

「またそんな見てきたようなウソを。医者たちは患者に無理やり抗がん剤を押しつけるから、無治療の患者なんて見たことがないんですよ。

だから彼らが口にするのは、自分が抗がん剤を打った患者たちの余命。抗がん剤治療をうけた患者たちは、確かに半数が半年以内に亡くなってしまう。だけど治療しなければ別。あなたの肝転移は小さいから、放っておいても半年で亡くなる可能性はほぼゼロです」

「近藤先生の本を読んでいたから、抗がん剤は断ることができました。ただ何もしないのも不安です。免疫療法や食事療法はどうでしょうか？」

「この本（注／拙著『免疫療法に近づくな』亜紀書房）を読んでみてください。どんな免疫療法も全く効果が証明されていなくて、お金を払ったら詐欺にあうようなものです。まだ何もやっていませんよね？」

「はい」

「よかった。免疫クリニックで借金までして何百万、何千万円と巻き上げられている人がいっぱいいるけど、みんな詐欺の被害者。胸が痛みます。

お金は家族と旅行に出かけたりして、余生を充実させることに使いましょう。食事療法は始めたんですか？」

「ゲルソン療法というのを始めました」

「肉はやめろ、菜食中心の食生活にしろ、というやつね。効果はありませんよ」

「食事療法でがんが治ったという話を聞きましたが……」

「それは3つの可能性がある。第1は、全くのでっち上げ。治ったというケースをすべてライターが作文していた本もあります。第2は、診断が間違っていた。がんという診断の10％以上が誤りだった、という研究もあります。

最後に、食事療法とは無関係にがんが縮小したり、消えるケース。これは僕自身が数えきれないほど経験しています。ただそれらは、転移がひそんでいない〝がんもどき〟で、もともと〝おでき〟と同じ。臓器転移がある〝本物のがん〟が自然に縮小することは、相当に頻度が低いです。ところで、少しやつれた感じですね」

「57キロあった体重が、2週間で3キロ減りました」

「菜食でやせたんでしょうね。体重は54キロで、身長が1・68メートルだから、計算（体重÷身長÷身長）してみると……。あっ、BMIが19ちょっとしかない」

「BMIって、メタボで問題になる数値ですよね」

「そう。ボディ・マス指数といって、18・5以上、25未満が標準体重とされています。だけど健康人でも20よりやせると危険です。ＢＭＩが低いと、死亡率が高くなる。がんや脳卒中で死ぬ人が増えるからです」

「本当ですか。やせているほうが長生きするのだと思っていました」

「僕の患者さんのなかには、食事療法で激やせしたら、がんが急に増大して亡くなった方が数人おられます。それで、やせることの危険性に気づいて、がん患者には少し太ったほうがいいとアドバイスするようになりました。

がんの進行スピードを決めるのは、がん細胞の性質と人体の抵抗力、つまり正常組織の強さです。組織が丈夫なら、がん細胞が入りこみにくくなって、がんの成長が鈍ります。しっかり栄養をとって標準体重を維持することが、組織の強さを保つコツです。

古来、菜食主義で長生きした人はいません。１００歳以上の長寿者を調べると、みんな肉をしっかり食べています。野菜を食べるなというのではなく、動物性タンパクやコレステロールなどあらゆる栄養素をバランスよくとることが、転移がんがあっても長生きする秘訣です」

コラム

インフルエンザはただの風邪。ワクチンは無意味

インフルエンザ・ワクチンをうけるよう、会社から言われる人も多いと思います。うけるかどうかの参考になるよう、インフルエンザの性質と対処法、ワクチンの効果などについて解説します。

「インフルエンザはただの風邪じゃない」と、よく言われます。感染力が強く、症状も重くて危険だというのです。

それで人びとは神経をとがらせ、インフルエンザを疑うと、検査をうけてクスリをもらい、予防にとワクチンも打つ。2014年度は全国で、5000万本のインフルエンザ・ワクチンが使われました。

インフルエンザを恐れるのは、「スペイン風邪」事件があるからでしょう。第一次世界

大戦中の米国で、若者でも1割が死亡し、現在でも「新型が流行したらどうしよう」と、恐怖の的になっています。

しかし当時米国では、通常の季節性インフルエンザと病状や死亡率が変わらない地域も多く見られ、なぜ死亡率に違いがあったかは謎でした。が、最近の研究がそこに光を当てました。

それによると、死亡率が高かったのは、兵隊たちです。当時米国の軍隊では、中毒量に近いアスピリンが常用されていました。アスピリンは後年、インフルエンザや水痘などの発熱性感染症に使うと、通常量でも「ライ症候群」（脳や肝臓の障害を発症し、死亡率が高い）を引き起こすことがわかり、使用を禁じられたクスリです。

それを大量に投与したため、劇症型のライ症候群を引き起こしたのでしょう。

つまりスペイン風邪事件は、インフルエンザで実際に恐ろしいのはクスリであることの証拠なのに、医者たちがクスリやワクチンが必要だとすり替えているのです。

このようなミスリードはいたるところで見られ、ときどき勃発する鳥インフルエンザ騒ぎがその1つです。

それらは結局、鳥インフルエンザが人から人へは移らないという証拠であるのに、医者たちが囃《はや》し立て、インフルエンザ恐怖症を増やしています。

とどめは２００９年に生じた、メキシコを発生地とする新型インフルエンザの世界的流行でしょう。

当初、世界保健機関（ＷＨＯ）もパニックに陥り、警戒水準を最高レベルに引き上げました。しかし、流行が終わってみると、通常の季節性インフルエンザと比べて症状は同じか、むしろ軽かった。そして新型ウイルスの構造が、スペイン風邪のそれとほぼ同じであることもわかり、スペイン風邪事件の大量死亡が薬害だったことを裏づけました。

では、インフルエンザにかかったらどうするか？

早く治るための要諦は、クスリで熱を下げないことです。インフルエンザに限らず、ウイルス性疾患での熱は、ウイルスが出しているのではありません。

高体温ではウイルスの働きが落ちるので、免疫細胞自身が体温を上げる物質（＝サイトカイン）を分泌しているのです。

それなのにクスリで体温を下げると、免疫細胞の力が落ち、ウイルスは息を吹き返して増殖します。

そこで免疫細胞は、失地挽回《ばんかい》とばかりに、それまで以上に多量のサイトカインを分泌するので、熱は前より高くなる。こうして、熱が上がったり下がったりを何日も繰り返すので、なかなか治らないのです。

また子どもでは、クスリによる怖い副作用として、免疫細胞から多量に出されるサイトカインが未熟な脳組織を攻撃し、ライ症候群を引き起こします（薬局で買えるクスリも同じ）。

これに対しクスリを飲まなければ、インフルエンザの症状は2〜3日で軽快します。僕はこの40年間、風邪やインフルエンザで仕事（診療）を休んだことがないのですが、クスリを飲まないせいでしょう。

インフルエンザはかつて「流行性感冒」といいました。流行性の風邪という意味です。それを、仕事増をねらう医者たちが「インフルエンザ」と言い換え、恐怖を煽《あお》っているのです。結局のところ、インフルエンザ自体は、ただの風邪なのです。

第5章　泌尿器のがん

前立腺がん／膀胱がん／腎がん

［前立腺がん］

PSA値が上下する前立腺がんは99％以上が〝がんもどき〟

僕のセカンドオピニオン外来には、がんを疑っている段階の方々も相談にこられます。もしがんだったらどうしよう、精密検査をうけるべきなのか、等がその内容です。

Xさん（58歳）は、会社の健診でPSA（＝前立腺特異抗原）が高値で、前立腺に針を刺して組織を採取する「針生検」をうけるように医者から言われ、どうしたものかと相談にこられました。

PSAは正常な前立腺組織から血中に分泌されるタンパクで、前立腺がんの場合に異常上昇することがあり、「腫瘍マーカー」として、人間ドックや健診の採血項目に入っています。

「PSA値は、一昨年の健診では3・9、昨年が3・7と少し下がったのですが、今年は4・3と上がっており、総合病院の泌尿器科で針生検を勧められました」

「値が4を超えると、前立腺がんが疑わしいからと、生検を勧めるのが一般的です。ただ、生検でがんが見つかるのは3割程度です」

「生検の後遺症が心配です」

「太い針で組織をかじりとってくるので、肛門や尿道からの出血、前立腺炎や肺炎などの感染症が見られることがあり、ごく希ですが、亡くなることもあります。痛みが数カ月続く人も多々おられます」

「がんだったら、手術を勧められそうです」

「手術は前立腺全摘になるので、男性機能の喪失・低下を覚悟してください。また尿道を切断して、膀胱とつなぎ直すので、尿漏れで一生オムツ生活になる人も結構多い。ロボット手術でも、それらは解決できません。

その他に、腹部手術で一般的に生じる感染症や腸閉塞の危険もあります」

「じゃあ、放射線治療のほうがいいんですか？」

「治療機器の精度が上がり、前立腺にピンポイントに照射できるようになりました。ところがそうなると、照射する線量を増やすようになった。それで、性機能の低下や排尿困難の増加が見こまれています。

陽子線治療というのもありますが、効果は従来の方法と同じなので、数百万円を払う価値はありません。

重粒子線は強力すぎて危険です。お尻が痛んで自転車にも乗れなくなるなど、ひどい後遺症が多発しているのに、施設側は公表しない、という問題があります」

「手詰まりですね。どうすればいいんですか？」

「治療した場合に寿命が延びるかどうかを検討してみましょう。

米国には、多数の前立腺がん患者を集め、半数は前立腺を全摘し、残りの半分は放置した比較試験があります。結果、前立腺がんによる死亡数は変わりませんでした。

PSA検査に関する比較試験もあります。あなたのような健康人を数万人集めて2グループに分け、片方はPSAを定期的に検査し、他方は何か自覚症状がでるまで検査しないという試験です。結果、検査グループと放置グループの死亡率は変わらなかったのです」

「それで、どうしてPSA検査や手術が行われているんですか？」

「PSAが検査項目に入っているのは、検査担当者が無知、という一面があるからでしょう。

手術が行われるのは、前立腺がんは今や泌尿器科だけでなく、病院のドル箱になっているため、とも言えます」

「もしがんだった場合、転移がありそうですか？」

「がん診断されたもののなかには、他の臓器に転移がひそんでいる〝本物のがん〟と、転移がない〝がんもどき〟があります。〝本物のがん〟は治療しても治らないし、〝がんもどき〟は放っておいても転移しないので、治療する必要がないのです。

PSA検査で発見された前立腺がんは9割以上が〝がんもどき〟ですが、あなたのように経過中にPSA値が上がったり下がったりする場合は、99％以上が〝がんもどき〟でしょう。

生検を断り、前立腺がんのことは忘れて、もう検査をうけないのが一番ですね」

【前立腺がん】

骨に転移があっても、放射線やホルモン治療は痛みがでてからで十分

会社の健診や人間ドックの検査項目のなかでは、血中のPSA（＝前立腺特異抗原）値が恐怖の的です。値が4を超えると、前立腺がんの可能性があるからです。PSAの高値をきっかけに前立腺がんが発見されたFさん（60歳）が外来にこられました。


「骨に転移が2カ所ありますね」

「だけど痛みが全然ありません。本当に転移でしょうか？」

「CTでは腸骨の一部が壊れているので、まず転移でしょう。PSAの高値で発見される前立腺がんは9割以上が、転移がない〝がんもどき〟ですが、どうも残りの1割にあたってしまったようですね。ただPSA値で発見された転移がんは、痛まないことが多

いのです」

「転移には放射線治療が有効と聞きましたが……」

「こういう場合、画像検査で発見できない大きさの転移病巣が無数にひそんでいます。しまう。それなのに、転移が見つかったという理由で放射線をかけだすと、もぐら叩きになってしまう。

また放射線は、いくらピンポイントに照射しても、周囲の正常組織にかなりのダメージを与え、後遺症や寿命短縮の危険性がある。だから、無症状の転移は治療しないほうがいいのです。将来、骨転移の痛みがでてきたときに、放射線を検討してみては？」

「担当の泌尿器科医は、ホルモン療法を始めようと言っていました」

「転移にホルモン療法は有効です。だけど、今うけるべきかどうかは別問題です」

「どういう意味ですか？」

「ホルモン療法をやっても前立腺がんを治すことはできず、一時的に小さくするだけで、数カ月から数年たつと、もとの大きさに戻ります。この期間の長さは個人差があるのですが、ホルモン療法を今すぐ始めても、もっと先になってから開始しても、効いている期間は同じだと考えられるのです」

「有効期間が同じなら、元気なうちに始めるのは、損なような気もしますね」

「ホルモン療法には、種々の副作用があります。筋力が衰えるし、男性機能を失ってしまう。それにあなたの前立腺がんは無症状だから、今後何年も症状がでてこない可能性がある。副作用のことを考えると、痛みがでたときにホルモン療法を始めるのがいいのでは？」

「でもネットで調べたら、骨転移がある前立腺がんの5年生存率は30％とか」

「10％という統計もありますよ。ただ、そういう患者たちは、闘病中のどこかで抗がん剤治療をうけているはずです。生存期間を短くする最大原因は抗がん剤ですからね」

「担当医は、抗がん剤のことは言いませんでした」

「ホルモン療法で一度下がったPSA値がまた上がってくると、抗がん剤を勧めるはずです。

だけど抗がん剤には治す効果はなく、寿命を縮めるだけです。前立腺がんに使われる抗がん剤はドセタキセルといって、正真正銘の毒薬です。

作家の渡辺淳一さんや、将棋名人になった米長邦雄さんはPSAが高値で発見されたがんで、転移もなかったのに、あれっと思ったら亡くなっていました。直前に抗がん剤治療をうけていたから、それが原因でしょう。

これに対し、僕が治療してきた、最初から骨転移がある患者さんでは、5年以内に亡くなった人はいません。抗がん剤を一切使わなかったからだと考えています」

「では、どうしたらいいでしょうか?」

「最終的にはあなたが決めるのですが、僕の意見は、現時点では治療はうけないほうがいい、というものです。そして今後はPSAを測らない。測ると、結果を聞きにいくたびに医者に脅され、ついフラフラと治療に突入しがちだからです。

そして当分、医者に近づかず、痛みがでてきたら医者を訪ねて検査をうけてみる。ただし、老化現象で痛む場合もあるから、痛みが1週間単位で右肩上がりに悪化する場合に検査をうけるようにする。それで骨転移が原因とわかれば、ホルモン療法を始めるのです」

「そのときは、男性ホルモンを抑える皮下注射ですか」

「転移のためのホルモン療法は、始めたら一生続ける必要がありますが、注射薬には危険な副作用があり、値段が高く、それなのに3カ月ごとに繰り返す必要があり、感心できません。

それよりも〝除睾術《じょこうじゅつ》〟という、睾丸を摘出する手術のほうが妥当です。注射は、睾丸という男性ホルモンをだす工場を残したまま男性ホルモンを減らそうとするので無理があるけど、除睾術は工場を取り去ってしまうので効果が大きい。

除睾術は画期的なので、創始者はノーベル賞をうけました。製薬会社と医療機関の利益のために注射薬を使い始めた泌尿器科医たちも、過去には実施したことがあるはずです」

膀胱を全摘しても、寿命は延びない

［膀胱がん］

膀胱がんでは、よく膀胱の全摘手術が行われます。その場合、膀胱の代用として集尿袋をお腹に取りつけ、神経を切除するため男性機能も失われるなど、生活の質が大きく損なわれます。

膀胱の壁は内側から粘膜、粘膜下層、筋層となっていて、粘膜から発生したがんが筋層にまで入りこんだものが「筋層浸潤がん」、そうでないものが「筋層非浸潤がん」で、筋層浸潤がんは膀胱全摘手術が標準治療になっているのです。

相談者は、血尿がでて膀胱がんと診断され、全摘手術を言い渡されたRさん（72歳、男性）です。

「大学病院の泌尿器科では、内視鏡で膀胱内を見ただけで、腫瘍の全部をかき出すことはしていないのですね」

「はい。がんが筋層かそれ以上奥に入っていることはCT検査やMRI検査で確実だから、すぐに手術しようと。手術日も決められてしまいました。『手術をうけなかったらどうなりますか？』と聞いたら、『余命半年だ』と」

「またそんな見てきたようなウソを。画像検査では、肺や肝臓に転移は見られません。とするとあなたの場合、かりに転移がひそんでいたとしても小さく、それが大きくなって命を落とすには1年、2年とかかります。

また膀胱がんのほうは、手術をしなくても亡くなることはないのです」

「どうしてですか？」

「かりに膀胱がんが原因で人が亡くなるとしたら、腎不全が原因でしょう。がんが尿の通り道を塞いだために、腎臓で尿がつくられなくなり、体のなかに老廃物がたまって死に至るのです。

しかし、尿がでなくなっても、尿管にチューブを入れて尿をだすなど対処法がいろいろあるし、最悪の場合でも、人工透析をすれば亡くなることはありません」

「放っておいたら、みんな尿がでなくなるのですか？」

「そうではありません。『がん放置療法のすすめ』（文春新書）で紹介したケースは筋層浸潤がんですが、8年間様子を見ても、がんの大きさはほとんど変わらず、排尿困難にもなりませんでした。

膀胱がんのなかには、放っておくうちに消えてしまうものもあるのです」

「手術したら、寿命が延びますか？」

「結論から言うと、延びないと思います。浸潤がんでも〝本物〟と〝もどき〟に分かれますが、肺や肝臓など他の臓器に転移がある〝本物〟なら、膀胱を切除しても、転移は結果として増大するので治りません。

それどころか、メスを入れた部位に転移細胞が取りついて、爆発的に増大したりするので、かえって命を縮めます。

これに対し、〝もどき〟だったら、放っておいても転移が生じないので亡くなることはありません。それなのに膀胱を全摘されたら、生活の質は地に落ちます」

「じゃあ、何で手術をしようと言うのでしょうか？」

「猿は木から落ちても猿ですが、病院勤務の泌尿器科医は、手術がなくなったら医者じゃなくなる気がするのでしょう。言い換えれば、既得権の死守ですね」

「私は放射線治療を選べばいいのですか？」

「放射線も、照射方法や線量が不適当だと、ひどい後遺症がでます。萎縮性膀胱が代表的で、膀胱が縮んでしまうと、尿意が頻繁に襲ってきて気が休まるときがなく、自分のほうから膀胱全摘を申し出ることにもなります。

それゆえ僕のほうからは放射線を勧めません。ただし治療をうけたいなら、手術よりはベターでしょう」

「粒子線治療はどうですか」

「〝陽子線治療〟を行っている施設があります。病巣部にピンポイントで照射できるのが特徴で、なかにし礼さんの食道がん治療で有名になりました。

しかし、彼の食道がんが再発したように、通常の放射線治療より効果が優れているわけではなく、何百万円も払ってうける価値はありません」

がんには「放っておいたら転移する」という性質はない　［膀胱がん］

菅原文太さんの命を奪った膀胱がん。彼は2007年に放射線治療をうけ、2014年に肝転移のために亡くなりました。

がんは一般に、治療したあと5年生存すれば治ったといわれているので、肝転移はどこからきたのだと疑問に思う方もいるようです。

しかし、どの臓器のがんでも、5年というのは大まかな目安であり、転移をかかえて5年生存をはたすケースや、5年以上たってから転移が明らかになるケースもあるのです。

ところで日本では、膀胱がんの治療というと「膀胱全摘手術」です。膀胱を全摘すると、尿をためる場所がなくなるので、お腹に穴をあけて集尿袋を貼りつけ、膀胱の代用とします。

文太さんは「立ち小便ができなくなったら菅原文太じゃねえ」と全摘を拒否し、幸いにも放射線治療に巡り合うことができました。文太さんの場合、最後まで膀胱への再発は見られなかったようですから、がんが治療開始前に肝臓に転移していた証拠になります。

膀胱がんは、膀胱粘膜から発生するのですが、進行度は、がんが膀胱の壁のどこまで奥に入っているかにより、大きく2つに分かれます。

1つは文太さんのように筋層かそれ以上深くに達しているもの（筋層浸潤がん）。他は筋層に達せず、粘膜やその直下の層にとどまるもの（筋層非浸潤がん＝表在がん）。以下は、表在がんと診断されたGさん（71歳、女性）との相談内容です。

「血尿がでたので、近所の泌尿器科へ行ったら、膀胱の内視鏡検査で直径2センチのポリープがあったと。それで大学病院を紹介され、内視鏡を入れてポリープを削って組織検査をしたら、表在がんだったということですね」

「はい。今は転移の心配はないけど、膀胱に再発することが多いから、3カ月ごとに内視鏡検査をしましょうと言われました。そして次にでたら、また削って、表在がんだったらＢＣＧ（注／ウシ型結核菌を用いたワクチン）を膀胱に注入すると」

「確かに表在がん（がんもどき）は、削っても再発する人が多いんだけれども、皮膚のおできが繰り返すようなものです。出血するから驚いてしまいますが、若いときに経験した生理の出血からすれば、量は微々たるもののはずです。命に別状はないから、心配する必要はないんです。

ＢＣＧはウシ型結核菌からつくられた、結核予防のためのワクチンで、膀胱がんの予防にもなるからと広く使われています。しかし、ＢＣＧの膀胱がん（がんもどき）における予防効果は明らかでない上に、膀胱を刺激する作用が強くて尿意が頻繁になり、生活の質が落ちます。

また、肺結核にかかった人は肺がんの発生率が上がるので、ウシ型結核菌であるＢＣＧにも発がん性があるはずです。そこから推すとＢＣＧ注入療法は本物の膀胱がんを発生させる可能性があります。もし再発しても、ＢＣＧはやらないほうがいいでしょう」

「でも筋層に入ったら、膀胱全摘だと言われたのですが……」

「菅原文太さんのケースからもわかるように、膀胱がんは発見されたときには、他の臓器に転移がひそんでいるものと、転移がないものに分かれます。

がんは放っておいたから転移する、というものではありません。そして手術と放射線治療とで、生存率に違いはありません。

日本と違い、筋層浸潤がんのほとんどを放射線で治療する国もあります。日本でも放射線治療は少しずつ増えているので、医者選びを間違えなければ、膀胱を残すことができるはずです」

「でも文太さんがうけた陽子線治療は、完全自費で数百万円もかかるそうで、とても払えません」

「通常の放射線治療の効力は、陽子線のそれとほぼ同じです。また照射する際の精密さも、陽子線と同程度になっており、健康保険を使ってうけられるので、陽子線治療の役割は終わったと言えます」

「これからどうしたらいいでしょうか？　今の主治医にはかかりたくないのですが」

「どの泌尿器科へ行っても、同じことになるでしょう。術後の定期検査に意味はないから、通院をやめ、また血尿がでたら別の泌尿器科へかかるのが一法です」

人間ドックで見つかった3センチの腎がんは放置がいい　［腎がん］

人間ドックなどでCTや超音波検査（エコー）をうけると、腎臓の腫瘤がよく見つかります。Wさん（64歳、男性）もその1人で、腎がんが疑わしいからと、手術を勧められました。CTでは、右の腎臓の中央部に3センチほどの腫瘍が認められます。

「担当医には、『腎臓を全摘する』と言われました。組織を調べないで手術して、誤診はないいんですか？」

「いいえ、ありえます。術後に腫瘤が〝良性〟とわかる誤診が全体の1割程度あり、3センチのがんだと25％という報告もあります。手術前の組織検査では、体外から腫瘍に針を刺すので、がんだった場合、針の通り道にがん細胞がばらまかれて育ってしまう可能性がある。それが、いきなり手術する理由にされているけど、ばらまく可能性は極めて低いので、手術前に組織診をすべきという意見もあります」

「誤診されて、患者は怒らないんですか？」

「医者からは『がんでなくてオメデトウ』とか言われ、煙《けむ》にまかれて泣き寝入りすることになるでしょう」

「担当医は、『腎臓は2つあるから、片方をとっても困らない』と……」

「術後には、残った腎臓が少し大きくなって、片方がなくなった分を補うから、ただちに体の不調は生じません。ただ、腎臓がもともと2つあるのは、体にとってはそれが必要だからでしょう。

長生きすると、加齢や病気で腎機能が低下しがちです。そのとき腎臓が1つしかないと、早く腎不全になって、週3回、数時間ベッドに拘束される血液透析生活に突入することになります」

「それなのに、人の腎臓をいとも簡単にとってしまうのはおかしいですよね。腎臓の一部を残す手術はどうですか？」

「部分切除の手術は全摘手術と比べても、再発率が高くなることはなく、腎機能もよく保たれるから、実施する施設や患者数が増えています。ただ技術的に、全摘より難しい面があるから、施設や医者をよく選ばないといけない。もっとも、あなたの腫瘤は腎臓のど真ん中にあるので、部分的に切除するのは難しいかもしれないな」

「ラジオ波治療はどうですか」

「患部に針を刺して、ラジオ波を流し、がん細胞を焼き殺す方法ですが、正常組織も焼け死んでしまうから、腫瘤の周辺に腸管があったりするとできない。

あなたの場合、腫瘍が太い血管や尿路に近いから、できるかどうか微妙ですね」

「冷やすのはどうですか？」

「針を刺して患部を冷却する〝凍結療法〟も、腎臓の中央部だと難しいかもしれません。これら臓器を残す新しい治療法の実施可能性は、それぞれの施設を訪ねて聞いてみる必要があります。

あと、治療をうけないでおく、という選択肢もあります」

「だけど主治医は、『放っておくと転移して死んでしまう』と言ってました」

「がん治療医の常套句《じょうとうく》ですね。しかし欧米では、腎臓腫瘍を手術しないで様子を見ることが結構行われているんですよ。

様子を見たグループとすぐ手術したグループとで、生存率やがん死亡率に違いがなかったという報告もあります。腎がんを放っておいても、放置したあとに転移するわけではないんですね」

「放っておいた場合、腎臓の腫瘍はどうなるんですか」

「可能性は3つ。大きくなる、変わらない、小さくなる、です。そのどれにあたるかは、様子を見ないとわからないけど、大きくなるとしても、増大速度はゆっくりで、1年で数ミリから1センチ程度です。

僕は3センチくらいの腫瘍ができた人を何人も診てきたけれど、大きくなったのは1人だけ。なかには小さくなって検査でわからなくなったケースも数人いました。

検査で見つかるような腎がんは、原則放置でいいのでしょう。僕が知っている放射線治療医は、人間ドックのエコーで腎臓に小さな腫瘤を見つけても、無益な手術をうけさせられないように、わざと見逃していると言います」

コラム

インフルエンザ・ワクチンは百害あって一利なし

前にインフルエンザはただの風邪であることなどを解説しました（167頁）。ここでは、インフルエンザ・ワクチンの効果と副作用について解説しましょう。

読者のなかにも、ワクチンを打った年にインフルエンザにかかった方がいるでしょうし、全員にワクチンを打った高齢者施設でも死亡が相次いでいます。

日本で、小中学生に集団接種をしていた時代に、群馬県で行われた大規模調査では、ワクチンを接種した地域と非接種地域とで、インフルエンザ発症率に違いはありませんでした。こうしたことから、ワクチンは無効と考えられています。

ワクチンが効かない理由としては、①その年の流行タイプを予測してワクチンを製造するけれども、予想がはずれる、②タイプの予測があたっても、自然界ではウイルスがどんどん変異しているので、ワクチンができ上がる頃には別タイプ同然となっている、などがありますが、もう1つの理由は、③ワクチン注射で免疫システムが成熟しないからでしょう。

この点、生きたインフルエンザ・ウイルスは、鼻の粘膜の上皮細胞に入りこんで増殖しますが、その際、付近にいる免疫細胞が、上皮細胞もろともウイルスを殺す力を獲得します。こうして成熟した免疫システムは、その後、似たタイプのウイルスに感染しても、力を発揮することができさます。

これに対しワクチンでは、①ウイルスの死骸を、②注射で体内に入れる、という点で、生きたウイルスに自然に感染した場合と異なり、免疫システムが成熟しないのです。

では、副作用はどうか。インフルエンザ・ワクチンでは、ショック、脳脊髄炎、四肢麻痺(ひ)、痙攣(けいれん)、脳症などの重大な副作用がしばしば見られ、即死することや重大な脳障害が生じることもあります。

これはワクチンに、ウイルスの死骸以外が含まれているからです。

その1つに、ワクチン製造過程で必然的に混入する卵タンパクがあります。つまりワクチン注射は、わざわざ卵アレルギーをつくりだす効果があるのです。

またホルマリン、有機水銀（チメロサール）、乳化剤（ポリソルベート）も添加物として使われています。

ホルマリンは防腐剤ですし、有機水銀は水俣病の原因物質。ポリソルベートもショックや不妊症などとの関係が指摘されており、体に入れてはいけないものばかりです。

ところで強制的な集団接種は、重大な副作用が相次ぎ、国は損害賠償訴訟でも負けたため、90年代に中止されました。ワクチンの製造量はゼロ近くまで落ち、インフルエンザ・ワクチンは終焉《しゅうえん》を迎えたと誰しもが思いました。

しかし、ワクチン製造メーカーや専門家たちからなるワクチン業界は違いました。ひそかに捲土重来《けんどちょうらい》を期し、それを後押しする厚生省（現・厚生労働省）はシステム変更を行ったのです。

その1つは、ワクチンを「任意接種」とすること。ワクチンを接種するか否かは、副作用があることを知った上で、本人もしくは親が決めたことだから、副作用で事故が起きても「自己責任」と言い逃れできるようになり、被害者は訴訟を起こしにくくなりました。

次に厚生省は、副作用を救済するための機構を設立しました。しかし「任意接種」による事故なので、支払われるお金は雀の涙ですし、副作用かどうかを認定するのは国側ですから、なかなか認定してもらえない。

最近、ワクチンの副作用が少ないように見えるのは、こうしたカラクリがあるからです。ワクチンの中身自体は以前と変わらないので、集団接種中止以前の副作用はあり続けているとみるべきです。

このように周到に準備した上で、ワクチン業界はスペイン風邪事件などを強調して、インフルエンザの恐怖を煽り、年に5000万本を打つまでに復活・成長したわけです。

その計画性と実行力には驚かされますが、げに恐ろしきは、どんなに副作用がでようと構わないとして、無効で有害なワクチンを歓迎する医者たちの強欲さでしょう。

第6章 女性のがん

乳がん／子宮頸がん

［乳がん］

マンモグラフィで発見できるのは〝がんもどき〟だけ

乳がん検診が年々盛んになっています。

ふつう乳がんは、本人が胸のシコリに気づいて、医療機関へ行って診断されます。

これに対し乳がん検診は、本人が触ってもシコリがないケースを対象とします。マンモグラフィという乳房のエックス線写真を撮る方法が主流ですが、超音波（エコー）検査を用いることもあり、いずれも異常が指摘されると精密検査になって、最終段階では、太い針を患部に刺して組織を採取し、顕微鏡検査に回す「生検」が行われます。

34歳のE子さんはマンモグラフィ検診で「微小石灰化」を指摘され、がん専門病院での生検では「乳管内乳がん」との診断でした。

「乳がんは主として乳管に発生するのですが、乳管を水道ホースにたとえると、ホースの壁にあたる乳管細胞の外側は〝基底膜〟という丈夫な、コラーゲンなどからなる膜でコーティングされています。乳管から発生したがん細胞が、性質上この膜を越えられないと、ホースの内側にとどまる〝乳管内乳がん〟となり、外にでられないので〝非浸潤がん〟とも呼ばれるわけです」

「乳管のなかに広がっているから、部分的切除だと取り残す危険がある。乳房を全摘すると言われました」

「部分切除だと取り残す可能性があるのは事実ですが、性質上、乳管の外にでることができないのだから、いくら残っていても問題ありません」

「だけど放っておいたら、タチの悪いがんに変わる可能性があると……」

「タチの悪いがんというのは、乳管の外にでた〝浸潤がん〟のことでしょう。

しかし、それは見てきたようなウソ。発見された非浸潤がんを放っておいたら、そのあと浸潤がんに変わったことを証明したケースは世界中に1例もないのです。

比較試験のデータが参考になります。何万人もの健康な女性を集めて2つのグループに分け、片方にはマンモグラフィを定期的に行い、他方はシコリに気づくなど自覚症状がでるまで放置した比較試験が欧米にはいくつもあります。

するとマンモグラフィ群では、あなたのようなケースがあるため、発見乳がんの総数が多くなります。

そして、どちらのグループでも、発見された乳がんを手術して、数年後の死亡率を比べるのです。それらの試験では、研究者たちは放置群の死亡率が高くなると予想していました。マンモグラフィをすれば発見されたはずの乳がんが、放置されているのだから、それが進行し、転移すると踏んでいたわけです。

ところが結果を見ると、両群の死亡率は変わらなかったのです」

「検診は意味がないんですね……」

「意味がないどころか、手術までされてしまうのだから有害です。

結局、マンモグラフィ検診でしか発見できない乳がんは、放っておいても進行・転移しないので、乳がんで死亡する確率はゼロと言えます。

非浸潤がんは100％〝がんもどき〟なのです。それで欧米では、非浸潤〝がん〟と呼ぶのをやめて、良性を意味する疾患名に変えようという動きがでています。

また欧米では、マンモグラフィ検診の無効性と有害性が広く認識されるようになり、最近スイスの医療委員会は、ついにマンモグラフィ検診体制の廃止を勧告しました。

しかし欧米の検診関係者は、生活がかかっているため、検診をやめようとはしません。日本は一層悪質で、欧米では検診対象となっていない50歳未満にも受診を呼びかけている。だから、あなたのような30代の女性まで乳房を失っています。

乳がんの発見数はこの30年間で3倍以上に増えているのですが、その全部が治療不要と言える、ゆゆしき事態になっているわけです」

ステージ1なら〝本物のがん〟の可能性は5％ほど　［乳がん］

乳がんの治療法には手術、放射線、抗がん剤、ホルモン剤などがあります。それらにどういう効果があるのか、実際のケース（Mさん、45歳）に沿って考えてみましょう。

彼女は胸のシコリに気づいて総合病院の乳腺外科に行き、太い針で組織をとられ、乳がんと診断されました。

「紹介状によると、乳腺を全摘して、乳房を再建することを勧められていますね」

「はい。全摘しても、再建すれば元通りになるからって……」

「いや、それはどうかな。胸の筋肉の裏にバッグを入れて膨らませるんだけどね。形も含め、かなりの人に違和感が残るようだし、神経を切るから、感じないおっぱいになってしまう。本当に全摘の必要があるのか、ちょっと患部を見せてください」

「はい」（乳房の視診・触診を行う）

「がんは約2センチで、進行度はステージ1。これは乳腺の部分切除ですむ。乳房を残せますよ」

「えっ、がんが乳首に近いから、部分切除ではがん細胞が乳首に残って危険だと……」

「それは見てきたようなウソです。外科医たちが乳房温存療法を始めたとき、根拠もなく、乳首から3センチ以内の乳がんなら全摘と決めたんです。

　僕が経験した3000人以上の治療では、がんが乳首から遠くても近くても、乳首の裏側にあっても、部分切除後の再発率は変わらない。全摘された患者たちは、外科医たちの思いこみの犠牲者なんです」

「放射線治療をうける必要はありますか？　温存療法では、乳腺の部分切除と、手術後の放射線治療がセットになっていると聞きました」

「セットになっているのは事実で、僕も以前はそうしていた。比較試験によれば、放射線を照射すると、しない場合に比べて、乳房への再発率が下がる。でも、放射線治療をしても再発する人と、放射線治療をしなくても再発しない人を合わせると、全体の9割にもなる。つまり10人中9人には利益がなくて、不利益だけをこうむることになります。

また、乳房に再発しても、転移は増えないし、生存率も変わらない。それで僕は最近、再発率がよほど高そうな場合を除き、放射線は勧めないようにしています」

「再発したら、どうすればいいんですか？」

「もう一度部分切除術をして、そのとき放射線治療を検討すればいい。そうすれば、大部分の人は一生、放射線をあびなくてすむ」

「本当に、乳房に再発しても、転移は増えないんですか？」

「いくつもの比較試験で確かめられています。多数の患者を2つに分け、方法を違えて治療すると、再発率は高くなったり低くなったりする。しかし再発が増えた場合にも、臓器に転移がでる率や生存率は変わらなかった。

結局、転移する性質のがん細胞であれば、がん発生後のごく初期の間に転移してしまう。反対に、初期に転移しなかったものは、その後も転移できない性質と考えられます。

たとえば、あなたの約2センチの病巣には、がん細胞が80億個近く詰まっている。その数になるまでに10年、20年とかかっているのに、今までどこにも転移していないとすれば、それはがん細胞に転移する能力そのものがないという証拠になるんですよ」

「すると、治療しないで放っておいても、転移しないということですか？」

「そういうことになるね。一方、すでに転移がひそんでいたら手術はムダになるから、焦って治療する必要はない。

ただし転移がひそんでいなくても、ずっと放置していると、乳房の病巣がだんだん大きくなることがあってね。それを放っておくと、皮膚を破ってきたり、筋肉に食いこんだりして、対処に困ることがある」

「だったら手術ですね」

「といって、全員がそうなるわけではなく、大きくならないものや小さくなるものもあるから判断は難しい。

それに手術すると、ひそんでいた転移がワッと広がる可能性もあります」

「えっ、本当ですか!?」

「実は肺や肝臓などに転移がひそんでいるけど、小さいままで、成長しないケースがあります。ところが手術をきっかけに、成長し始めることがある。乳がんだけでなく、大腸がん、皮膚のメラノーマ（＝悪性黒色腫）、睾丸腫瘍など、他のがん種でも報告があります」

「それは困ります……」

「でもそれは、すでに転移してしまっている〝本物のがん〟の場合に限られ、〝がんもどき〟ならその可能性はありません。ステージ1なら〝本物のがん〟の可能性は5％ほどで、さらにその一部で転移が促進されるということでしょう」

「放射線治療はどうですか？」

「手術せずに、放射線だけで、という意味ですか」

「はい」

「うまくいく場合もあると思います。しかし放射線がかかると正常組織のがんに対する抵抗力が落ちるので、がんが消えずに残った場合、周辺にワッと広がりやすい。この外来にも、がんが幅5センチほどの何本もの筋になって、旭日旗《きょくじつき》の光のように乳房の外にまで広がってしまった方が数人みえましたが、そうなると手の打ちようがないんです」

無知な医者から乳房の全摘を勧められる女性たち　［乳がん］

前項に引き続き、乳がん患者・Mさん（45歳）との相談内容を紹介します。

「担当の外科医は乳腺の手術中に、わきの下のリンパ節を1つとって、顕微鏡で調べてみると言っています」

「センチネル生検だね。顕微鏡で転移が見つかったら、わきの下のリンパ節を郭清する（＝ごっそりとること）と言ったでしょう？」

「はい」

「だけど、それは無意味だし、有害です。比較試験があります。センチネル生検でリンパ節転移が見つかった人たちを2つに分け、片方に郭清を行い、他方はそのまま様子を見たら、郭清をしてもしなくても生存率は変わらなかった。郭清された人たちは、後遺症をこうむった分だけ損したことになる」

「えっ。外科医はそんなこと教えてくれませんでした。郭清するのが当然という感じで……」

「外科医にとってリンパ郭清は、手技が複雑でやりがいがあるから、手放したくない手術なんだろうね。彼らは比較試験の結果を無視して、いつまでも郭清を続けると思うよ。ところで、リンパ節郭清をしても生存率が上がらないのは、胃がん、子宮体がんなど、他のがんでも同じなんだ。

郭清しない場合には、かりにリンパ節に転移があっても放置していることになるけど、それが他臓器に転移しないから、生存率が同じになるわけだ。

外科医はクスリについてはどう言ってました？」

「手術後に2つの抗がん剤を点滴で6回、ホルモン療法は5年すると……」

「組織の検査で、がん細胞に女性ホルモンの受容体があったんだね。あなたのがんは、女性ホルモンをエサにして育つと考えられる。その場合、ホルモン療法をすると、転移病巣が小さくなる率が6割くらいある。ただし全滅はしないから、病巣はふたたび大きくなってくる」

「CTなどで全身の検査をして、転移はなかったと言われました」

「それは、検査で発見できる大きさのもの、たとえば直径1センチの転移がないという意味。もし1ミリの転移がんが体のどこかにひそんでいたら、今の医学では発見できない。それなのに、1ミリの病巣にはがん細胞が100万個も詰まっています。

ただ、あなたのはステージ1で、ホルモン受容体もあるからタチがいい。臓器転移がひそんでいる可能性は5％未満でしょう。

つまり、あなたのような病状の人が10人いたら、9人以上は転移がない〝がんもどき〟です」

「でも、転移がある1人には、ホルモン剤が効くのでは？ 比較試験で延命効果が証明されていると聞きました」

「欧米で複数の比較試験が行われているけど、やりかたがいい加減で、信用できないんだ。ケース別に話しますね。

乳がんを部分切除した10人中9人の体には、転移がひそんでいない。いわば健康人なのにホルモン剤を投与すると、命を縮める効果しかない。ホルモン剤のほとんどは、劇薬に指定されているほど毒性が強いからね。

では、残りの1人に延命効果があるのか。この1人も、転移しているがんの病巣は、まだ検査で発見できないほど小さい。それが5センチ、10センチに育って命に関わるほどになるまでに何年もかかる。それなのに今からホルモン剤を飲んでいると、転移が大きくなる前に毒性で寿命を縮めてしまうでしょう」

「わかりました。抗がん剤も同じですね」

「理屈は同じ、リスクは100倍。抗がん剤のほとんどは毒薬指定で、ホルモン剤の何十倍、何百倍も毒性が強いからね。転移がひそんでいないのに、1回の投与で死ぬこともあるほどです」（注／乳がんがステージ4だった場合や、他臓器に再発した場合には、強力な抗がん剤治療を勧められますが、その治療成績については112頁以下で説明しています）

［子宮頸がん］

必要がないのに子宮を全摘され、足のむくみや排泄で苦しむ女性たち

がんには、「うけないほうがいい手術」がたくさんあります。女性のがんではまず、広汎《こうはん》子宮全摘手術が挙げられます。子宮がんに行われる手術で、子宮・卵巣の他、「リンパ節郭清」といって、骨盤内のリンパ節を根こそぎ切除するので、リンパ液の戻りが悪くなって足がむくんでパンパンになり（リンパ浮腫《ふしゅ》）、むくんだ足に細菌がとりついて痛みます（蜂窩織炎《ほうかしきえん》）。

そしてリンパ節の周囲にある自律神経もブチブチ切られるので、排尿・排便困難が生じ、排尿のたびにカテーテルという管を尿道に差しこむ生活を一生強いられることにもなります。

さらに、膣《ちつ》の上部も切られて最短2センチにもなってしまうので、セックスが困難、あ

るいは不能になることもあります。この手術をうけた患者たちからは「女としての人生が変わってしまった」「夫とうまくいかなくなった」などの声をよく聞きます。

今回は、婦人科の主治医から広汎子宮全摘手術を勧められた、子宮頸がん患者のJさん（50歳）を紹介します。

「ここは相談専用で、婦人科診察台を置いていないから、患部を診ることができません。大学病院からの紹介状の記載をもとにお話ししますね。この紹介状は、あて先ががん研有明病院ですが、開いていいですか」

「はい。近藤先生あての紹介状を書いてくださいと言ったら、医師が血相を変えて、近藤誠の名前だけは書きたくない、がん研あてなら書きますって……」

「ああ、よくあることですよ。画像データをCDに焼きつけてもらうまでに2週間かかったとか、教授が突然どなりだしたとか。でも一方で、僕あての紹介状をこころよく書いてくれる病院も増えています。この紹介状を見ると、腫瘍は4センチほどの大きさですが、子宮頸部にとどまっているので、ステージ1bですね。医者からは広汎子宮全摘手術を勧められたんですね」

「はい。診察に行ったその日に診断がついて、手術の日まで決められてしまいました。家に帰ってネットで調べたら、放射線治療もできることや近藤先生のことを知って、婦人科医に聞きに行ったんです」

「何て言われました？」

「日本では手術が標準治療だと」

「標準治療というのは、単にその国の多くの患者に行われているというだけです。90年代にステージ1b期とステージ2a期を対象とした比較試験がイタリアで行われました。手術と放射線では生存率は変わらず、後遺症は手術のほうが多いという結果がでたこともあって、欧米では、標準治療は放射線です。

広汎子宮全摘手術は患者さんの人生をメチャメチャにするから、なくなったほうがいい手術なんだ」

「お医者さんは、組織型が頸がんに多い扁平上皮がんではなく腺がんだから、放射線は効かないと……」

「それはウソ。乳がんや前立腺がんなど、腺がんは一般に放射線がよく効くし、僕が治療した腺がんの人たちでもよく効いています。欧米では、扁平上皮がんと腺がんを区別せず、ふつうに放射線で治療しています」

「放射線治療をうけたいのですが、どの病院がいいでしょうか？」

「腟内照射という、膣のほうから放射線の線源を子宮内に入れる治療装置がないといけないけれど、あなたが紹介状を書いてもらった大学病院にもあるはずです。

ただ、あなたと婦人科医のやりとりからすると、ほとんどの患者は手術されていて、放射線治療経験が少ないと思います」

「がん研はどうでしょうか？」

「がん研の婦人科は、やっぱり手術優先で、放射線のことをきちんと説明しないし、放射線治療科に患者を回さない。慶應義塾大学病院時代、僕の外来に助けを求めてきた患者さんが大勢いました。

もっとも、放射線治療科を直接訪ねれば、治療をしてもらえるかもしれないが、保証はできません」

「慶應義塾大学病院はどうですか？」

「婦人科を受診して黙っていると、手術のレールに乗せられて、切られてしまう。ただ患者さんが『放射線もうけられますよね？』と言うと、喜んでだか渋々だかわからないけど、放射線治療科に依頼してくれるでしょう。あるいは放射線治療科あての紹介状を書くという手もあります。どうしましょうか」

「とりあえず、病院名を入れないで、放射線治療科あての紹介状を書いてください」

「1つ注意しておくと、どの病院でも、抗がん剤を併用する〝化学放射線療法〟を勧められる可能性があります。しかし僕がデータを分析したところ、放射線だけの場合と生存率に差はありません。しかも抗がん剤は副作用がかなりあるわけですから、断ったほうがいいでしょう」

「わかりました」

[子宮頸がん]

25年間で子宮頸がんの早期発見は7倍増えているのに、死亡数は全く減っていない

Oさん（32歳）は子宮頸がん検診で異常な細胞があると指摘され、組織をとって調べると、がんと区別が難しい病変である「高度異形成」と診断されました。がんがあるかもしれないからと、担当医に子宮頸部をコーン型にくりぬく「円錐《えんすい》切除術」を勧められ、来所されました。

「確かに、上皮内がんがひそんでいる可能性がありますね。しかし上皮内がんは、100%転移しない〝がんもどき〟です」

「担当医は、上皮内がんを放っておいたら、いずれ深部に入りこむ〝浸潤がん〟になり、転移する可能性があるから調べようって」

「それは見てきたようなウソ。上皮内がんを放っておいたら浸潤がんに変わったことを証明したケースは、世界に1例もありません」

「そうなんですか？」

「浸潤したとされるケースは、がん細胞が生じてすぐ浸潤してしまい、それを上皮内がんと見誤っていたのでしょう。上皮内がんは放っておくと99％以上が消えてしまうという統計もあります」

「じゃあ、浸潤がんはどこからくるんですか？」

「子宮頸部組織の幹細胞の遺伝子が変化して〝がん幹細胞〟ができます。がん幹細胞が浸潤する能力や転移する能力を持っていた場合にのみ、浸潤がんや転移がんができるんです。そういうがんは、最初から浸潤し、転移しています」

「なるほど」

「これに対し上皮内がんは、ヒトパピローマウイルスの感染症なので、浸潤がんや転移がんには変わらない。だから検診で上皮内がんを発見する意味はありません」

「だけど週刊誌に、比較試験で子宮頸がん検診の効果が認められたと……（注／週刊新潮2015年7月9日号)」

「ウソだよ。その記事を書いた外科医と週刊文春で対談したら無知でね。文春の対談記事(注/2015年8月13日・20日合併号)に載らなかったポイントをお教えします」

「はい、お願いします」

「その比較試験が信用できないんだ。正式な比較試験は、年齢や生活環境などが同じ2人をくじ引きで選び、放置群、検診群に分けて比べる。そういう作業を何千、何万組も繰り返すんです」

「そんなに。大変な作業ですね」

「もう1つ、クラスター法という、ざっくり比べる試験があって、これはA町の住民は放置群、B町は検診群というように住居地ごとに分けるから、参加者の年齢や生活環境がまちまち。乳がん検診では、結果が信用できないと否定された方法です」

「対談相手が無知というのは?」

「子宮頸がん検診の効果が認められた、と彼が書いている研究は、その信用ならない試験によるものだったから、『この研究で使われたクラスター法って何ですか?』って聞いてみたら、答えに詰まったんだ」

「知らなかったんですか!?」

「僕も驚いちゃって、『えっ、それも知らなくて人を批判してたの？　では私から説明しましょう』ってABCを教えたの」

「ひどいですね。週刊新潮では近藤先生を大批判してましたよね」

「その記事に幻惑されて検診をうけ、子宮を摘出された女性もいるはずで、胸が痛みます。がん検診の世界は、世間を錯覚させるためには何でもありなんでしょう。

しかし日本には、子宮頸がん検診が無効なことを示す統計データがあります」

「何ですか？」

「このグラフは、あなたが属する30〜34歳の年齢層で子宮頸がんが発見された人数と、子宮頸がんで亡くなる人数の推移を見たものです（次頁の図3参照）。検診をうける女性が急増しているため、ここ25年間に子宮頸がんの発見数が7倍にもなっている」

「本当だ」

「増えた部分のほとんどは上皮内がんです。そこで考えてみると、もし上皮内がんを放

図3 子宮頸がんの発見数と死亡数の推移（30〜34歳・女性）

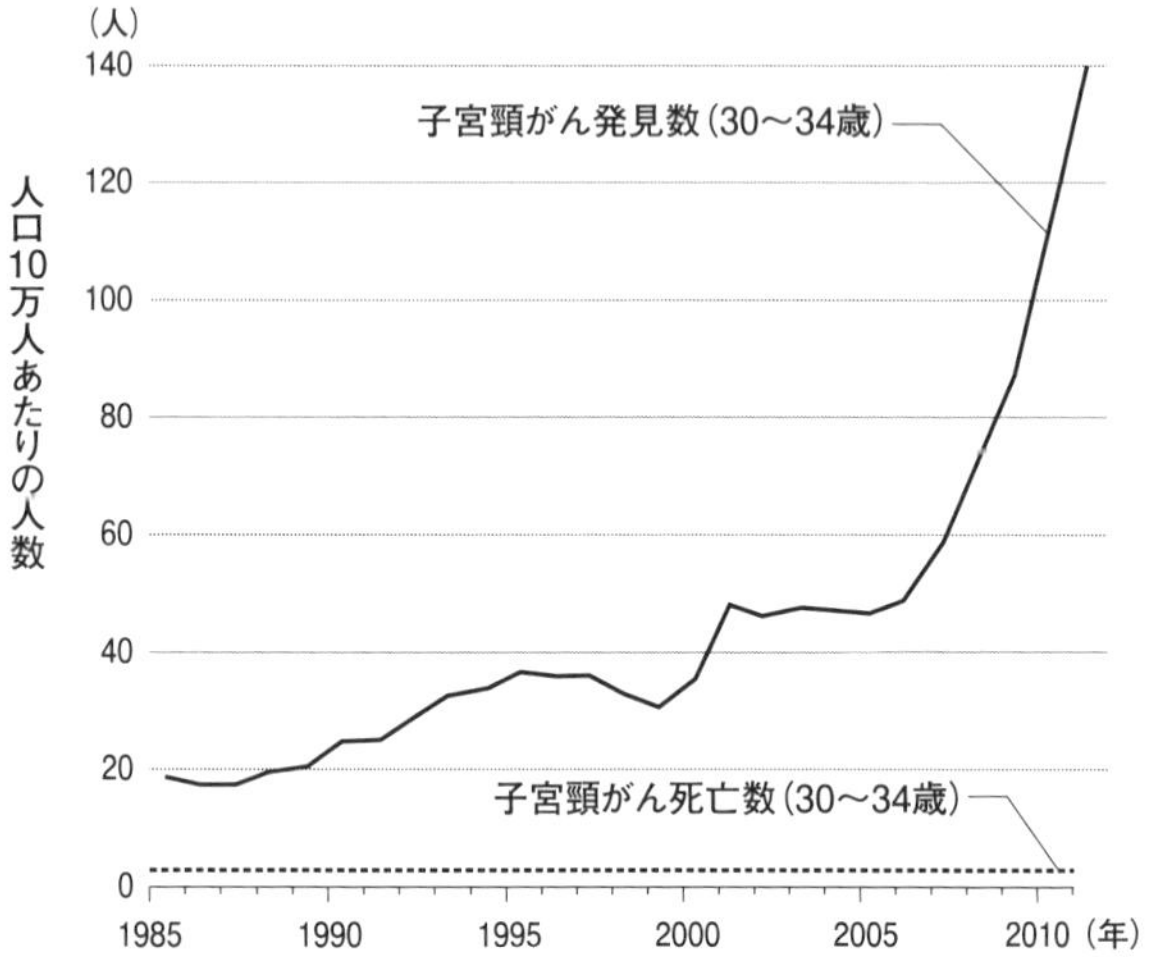

資料：国立がん研究センターがん対策情報センター

っておくと浸潤がんや転移がんに変わるなら、こんなに上皮内がんを発見したら、子宮頸がんで亡くなる人は減るはずです」

「そうですね」

「そこで子宮頸がんの死亡数を図3の下部に破線で表しましたが、ここ25年間ぜんぜん減っていません。これは上皮内がんが〝がんもどき〟であることの紛れもない証拠です」

「もう子宮頸がん検診はうけないことにします」

放っておけば消えてしまうこともある卵巣がん

［卵巣がん］

40代以降の女性に多く見られる、卵巣がんについての相談をとりあげます。

Eさん（50歳）は、人間ドックで「左の卵巣が腫れている」と指摘され、がんセンターで「卵巣がんの可能性がある、開腹手術をして子宮と卵巣を全部とる」と告げられました。

しかし友人が、卵巣がん治療で苦しむ姿を見てきたので、僕を訪ねてこられました。

持参された画像データでは骨盤内に、直径が最大10センチほどの腫瘍があり、なかに液体が詰まっている「卵巣のう腫」でした。

「風船に水を詰めたように、のう腫の壁が薄くて厚さが均一なのは、〝良性腫瘍〟です。婦人科医は良性腫瘍とわかっていても手術をしたがるけど、患者は手術の後遺症で苦しむだけです」

「私のはどうですか」

「この画像を見ると、壁の一部が盛り上がって、カリフラワー状に飛びだしたところが数カ所ある。ここは細胞が詰まっていて、がんの可能性があります。だけど画像検査では、悪性か良性かは判断できない」

「切って、顕微鏡で調べないとわからないんですね」

「そうです。でも、手術する意味があるかどうかは別問題です」

「主治医は、がんの可能性があるから手術だ。がんだったらリンパ節までとる。腹膜に転移していたら、転移病巣も全部とると言っていました」

「医者は、最悪のケースを考えて手術しようと勧めるけれど、それは逆。最悪のケースを想定するなら、手術はうけないほうがいい」

「どうしてですか？　ちなみに私の友人は、卵巣がんが見つかってから3年で亡くなりました」

「彼女には転移があって、手術を繰り返しうけたのでしょう？」

「そうです。腹膜に転移があって、手術と抗がん剤を繰り返し、苦しみぬいて死にました」

「最初の手術で腹膜転移が見つかると、婦人科医はそれらを全部とろうとする。しかし、がん細胞は、わずか1ミリの100分の1という大きさだから、とれるのは目に見える大きさの病巣だけ。手術後、腹膜のあちこちに残したがん細胞が増殖するし、腹膜の傷口に入りこんで、爆発的に増殖するものもある。これらが〝再発病巣〟で、腸管を締めつけ、腸閉塞症状を引き起こす場合も少なくないのです。

それらを何とかしようと再手術をすると、また傷口にがん細胞が入って増殖するという悪循環になります。こうして患者はどんどん衰弱していくわけです」

「そうなんですね。彼女も腸閉塞になって手術をしましたが、かえって状態が悪化したように見えました」

「20年前に亡くなられた、アナウンサーの逸見政孝さんのケースが参考になります。逸見さんは腹膜に転移した胃のスキルスがんだったけれど、メスが入ったためにがん細胞が爆発的に増殖し、死期を早めた。僕は卵巣がんの腹膜転移についてはあまり書いてこなかったけど、再発の仕方はスキルス胃がんのそれと同じ。逸見さんについての分析を参考にしてください」

「抗がん剤はどうですか？」

「卵巣がんは抗がん剤で小さくなるケースも少なくないけど、治ることはなく、かならず再発します。それに加えて、抗がん剤の毒性による後遺症がひどい。初回の抗がん剤治療で亡くなるケースもあり、打てば打つほど寿命は縮まります」

「治療してどのくらい生きられるんですか」

「腹膜転移があるケースでは、がんが治ることはなく、5年後の生存率が10〜20%。でもそれは手術や抗がん剤のために亡くなるからです。あなた自身の健康状態を考えてみてください。まだ若いし元気だし、これから3年や5年のうちに死ぬなんて、とても思えないでしょう」

「はい。がんがあるような気がしません」

「腹膜などに転移があったとしても、がんの進行スピードは比較的ゆっくりだし、手術しない場合の腹膜転移は、他の臓器の機能不全を起こしにくく、なかなか死因にはなりません。

あなたが、かりに腹膜転移がある卵巣がんでも、手術と抗がん剤をうけなければ、5年後に生きている可能性は90％以上でしょう」

「では、どうしたらいいでしょうか？」

「①卵巣腫瘍という診断や、がんかもしれないという医者の言葉を忘れる、②検査をうけない、③医者に近づかない、という3原則を守ったらどうでしょうか。それが一番生活の質を高く維持したまま長生きできる方法です。放っておけば、消えてしまう卵巣腫瘍もありますよ」

コラム

メタボ健診により、多くの人が早死にしている！

読者の多くは「メタボ健診」をうけておられることでしょう。正式には「特定健康診査」と呼ばれるこの健診は、40〜74歳までの公的医療保険加入者全員を対象とし、腹囲や身長・体重を測って肥満度を判定しますが、メタボと判定されてショックをうけた方も少なくないはずです。

なぜメタボが問題とされるのか。80年代に、心筋梗塞など心臓血管病による死亡率が高い欧米で、学者たちは「高血圧」「高脂血症」「肥満」「糖尿病」の４つがそろうと危険だとして、さまざまな疾患名を提唱し、「死の四重奏」という物騒な名前まで登場しました。

それらが後に「メタボリックシンドローム（代謝症候群）」という名称に統一されたのです。肥満のなかでは上半身の肥満、特に内臓脂肪型肥満が危ないとされたのが、腹囲を計測する理由です。

　しかし、日本人でメタボを問題とする根拠は薄弱です。心臓血管病やビヤ樽《だる》型の肥満者が多い欧米と異なり、日本ではがん死が多く、ビヤ樽型の人も少ない。

　肝心の欧米でも、米国糖尿病学会と欧州糖尿病学会とが共同で、メタボ概念に疑問を呈する声明を発表しているのです。まして、世界一の長寿国である日本においてをや、です。

　また日本のメタボ健診では、腹囲が男性では85センチ以上、女性では90センチ以上で陽性判定になりますが、女性より男性の基準値が低いというのは理解しがたい。欧米ではもちろん、男性の基準値のほうが女性より高くなっています。

　肥満度を測る別の基準は「ＢＭＩ」です。肥満度指数とか、ボディ・マス指数と呼ばれていますが、体重（キログラム）を身長（メートル）で２度割ると、ＢＭＩが計算できます。

　たとえば身長が１・７メートルで体重が70キロなら、70÷１・７÷１・７でＢＭＩは約24・２となります。

　日本肥満学会は、ＢＭＩは22が標準と定め、25以上が肥満としていますし、メタボ健診でも25以上で陽性と判定されます。

この点欧米では、ＢＭＩが25以上、かつ30未満は単なる「過体重」とされ、肥満判定は30以上の場合ですし、欧米のメタボ診断もＢＭＩが30以上を想定しています。

ＢＭＩが25以上を肥満とする日本の基準は極めて特異であり、陽性判定を大幅に増やす仕組みになっています。

ところが日本での疫学調査で、意外な事実がわかりました。

男性でＢＭＩが23以上、25未満の人たちの死亡率を１・０とすると、メタボとされる25以上、27未満の死亡率は０・９４で、かえって死亡率が低いのです。

また標準体重とされるＢＭＩが22前後の人たちの死亡率は１・１１ですから、メタボと診断されて体重を落としたら、死亡率は逆に高くなってしまうでしょう。

健診で正式にメタボと判定するためには、血圧、血中コレステロール値、血糖値などが基準をみたすことも必要で、たとえば血圧は上が１３０以上、下が85以上で陽性と判定されます。しかし２０１４年、日本人間ドック学会が新たに示した基準値が、従来のものを大幅に上回り、これまで病人とされていた人たちの検査値が、実は健康範囲内にあったことが報じられました。

同様に、メタボ健診で用いられる基準値も低すぎるため、健康範囲内なのにメタボと診断される人がたくさん生じています。

さらに問題なのは、メタボ健診で陽性と判定された人たちは、その他の検査値を下げることも求められ、その方策を指導されることです。

ところが、欧米で行われた比較試験では、高血圧や高血糖などを下げるよう厳格に指導すると、逆に死亡率が高くなることが示されているのです。

こうして日本では、メタボ健診を導入した厚生労働省のご尽力により、メタボ患者が量産されて医療ワールドの餌食になり、多くの人たちが不健康になって早死にさせられているわけです。

第7章 その他のがん

脳腫瘍／悪性黒色腫／悪性リンパ腫

人間ドックでがんを発見したために陥る苦悩

［脳腫瘍］

脳は人の運動機能、感覚、思考、感情をつかさどる人格の中枢である一方、極めて傷つきやすい組織です。

そのため脳腫瘍を治療すると、神経症状が治療前より悪化することが少なくありません。

Yさん（50歳、男性）は脳腫瘍と診断され、僕のところにやってきました。

「人間ドックで脳の検査をうけたら異常があり、脳外科では精密なＭＲＩ（磁気共鳴画像）検査をして、グリオブラストーマ（＝神経膠芽腫《こうがしゅ》。脳の神経細胞を支える細胞が腫瘍化したもの）だろうと言われました。

神経症状や自覚症状は何もないし、ＭＲＩしかやっていないのに……。診断は確実なんでしょうか？」

「症状がないのは、脳の前頭葉という場所に腫瘍があるからでしょう。そこは意欲や記憶、感情など、深層心理的な働きに関係するため、腫瘍ができても、はっきりした症状がでにくいのです。

でもMRI画像を見る限りでは、グリオブラストーマで間違いがないようです。脳外科医には、手術して、その後に抗がん剤と放射線治療をしようと言われたのでしょう？」

「はい。だけどネットで調べてみたら、グリオブラストーマはタチが悪く、治療効果はあまり期待できないと……」

「本当のことが知りたくてこられたのでしょうから、ありのままをお話ししますね。

この脳腫瘍は、数あるがん種のなかでも最もタチが悪いといえ、手術と放射線治療を併用しても治りません。

最近、抗がん剤に延命効果があるといわれるようになりましたが、あって2カ月程度の延命だし、それを報じた試験論文にはインチキ疑惑があります。抗がん剤の毒性を考えると、無意味・有害でしょう。

結局、治療をうけても、10年後の生存率はほぼゼロです」

「生活の質はどうですか？」

「神経症状がある人は、治療によって一時的によくなることもあるし、かえって悪化することもある。ただ、あなたのように無症状のケースだと、治療は神経症状をつくりだすだけでしょう。前頭葉だと、人格が変化する可能性もあります」

「放っておくと、どうなりますか？」

「無症状のグリオブラストーマを放置した場合に、どうなるかはよくわかっていません。ただ胃がんや肺がんなどでは、検診で発見されたケースは転移があっても、放置した場合に何年も無事に経過することが少なくない。

それから類推すると、あなたのように人間ドックで発見されたグリオブラストーマは、症状がでてくるまでに何年もかかる可能性があります」

「人間ドックをうけなきゃよかったですね……」

「将来発症するのに備えて、今の生活を充実させることができるので、グリオブラストーマが発見されてよかったと言う人もいました。一理ありますが、発見されてしまうと、心理的には辛《つら》いでしょう。

一般論として人間ドックは、見つけないほうがいいものをいろいろと多数見つけてしまい、寿命を縮めるのがオチなので、うけないことです」

「症状がでてきたら、治療したほうがいいですか？」

「治療をうければ、生存期間がある程度延びる可能性がありますが、神経症状はかならずぶり返し、治ることはありません。治療で神経症状が悪化したり、寿命を縮めることもあります。治療をうけるかどうかは、本人の人生観次第ですね」

「そうですよね……」

「２０１４年、29歳の米国人女性が不治の病にかかり、安楽死を選んだことが報道されましたが、その女性もグリオブラストーマでした。その対極には、こんな話もあります。

ある脳外科医はグリオブラストーマにかかり、手術をうけました。その後、当然のように再発したのですが、ひどい機能障害が生じることを承知で再手術をうけ、また再発して亡くなりました。

僕だったら最初の手術もうけないでしょうから、脳外科医の人生観はずいぶん違うな、と思いました」

「私は治療をうけず、様子を見ます。腫瘍が大きくなるのを見るのは辛いので、たぶん検査はうけないでしょう」

なぜ医者は無意味な検査を勧めるのか

[悪性黒色腫]

メラノーマ（＝悪性黒色腫）という皮膚にできるがんは、少し盛り上がった、境界が不鮮明な不整形の黒っぽい病変です。日焼けしやすい白人に多い一方、黒人には少なく、日本人の患者数はその中間です。

他のタイプの皮膚がんと異なり、病変が小さくても臓器に転移しやすいので、恐れられています。

診断確定のための「生検」の際、病変の全部を一度に切除する、「センチネルリンパ節生検」も行われます。

センチネルリンパ節とは、メラノーマ細胞がリンパ管を通って最初に到達するリンパ節のことで、大腿部《だいたいぶ》に病変があれば鼠径部《そけいぶ》のリンパ節が、腕の病変ならわきの下のリンパ節がそれにあたります。

Sさん（51歳、男性）は、下腿部にできた病変がメラノーマらしいと診断され、その全部切除による生検とセンチネルリンパ節生検を勧められ、セカンドオピニオン外来にこられました。

「皮膚の病変を全部切除すると、傷がかなり大きくなるから、植皮が必要と言われました。本当に必要ですか？　部分的な切除じゃダメですか？」

「がんにメスを入れると、転移する恐れがあるから、全部切除をする、という理屈ですね。

でもメラノーマも、発見された時点で転移しているもの（＝本物のがん）と、転移していないもの（＝がんもどき）に分かれます。メスが入ったために転移する、というわけではありません」

「じゃあ、部分切除でもいいんですね」

「もっとも皮膚の病変を生検するとき、どうしても正常な皮膚組織にもメスが入る。すると皮膚組織の抵抗力が弱くなるから、タチが悪いメラノーマだと、傷口にがん細胞が入りこんで急激に増殖する可能性があります。転移していないメラノーマ（＝がんもどき）だと、その心配はないでしょう」

「それじゃあ、全部切除のほうがいいんですか？」

「ところが、どこかに転移がひそんでいる〝本物のがん〟の場合には、全部切除がきっかけになって、ひそんでいた転移が爆発的に大きくなるケースがあります」

「部分切除も全部切除も危険があるということですね……。困ったなぁ」

「生検をしなければ、そういう危険がない、ということでもあります」

「センチネル生検ですけど、まだメラノーマとも決まっていないのに、うける必要がありますか？　術中にリンパ節を顕微鏡で見て、もし転移があったら、その付近のリンパ節をごっそりとると言われていますか」

「鼠径部のリンパ節郭清ですね。センチネルリンパ節に転移があると、他のリンパ節に転移がひそんでいる率が高くなるので、調べてみたいのでしょう。

しかし郭清すると、リンパの流れが滞って足が腫れる〝リンパ浮腫〟になりやすいのです」

「何かメリットはありますか？」

「リンパ節に転移があったら、肺や肝臓など他の臓器に転移がひそんでいる可能性が高くなり、抗がん剤治療を勧められるでしょうね。

しかし、メラノーマにも抗がん剤は無力です。毒性で苦しんで体力を落とし、寿命を縮める効果しかありません」

「じゃあ、何で生検を勧めるんですか？」

「医者の心理として誰しも、より難しい手技にチャレンジしたい。高尾山に登ったら、次は富士山、最後はエベレストを目指すのと同じです。

皮膚科医には、皮膚の病変の切除だけでは飽き足らず、より大掛かりで難しいリンパ節郭清に挑みたいという深層心理があるのでしょう」

「そんな……」

「2000人のメラノーマ患者を対象とした比較試験結果が報告されています。センチネル生検をするグループと、生検をせずに様子を見るグループに分けた試験です。生検グループは、転移が見つかればリンパ節郭清を施行しています。

結果、両群の生存率は変わらなかった。センチネル生検とそれに続くリンパ節郭清は無意味、有害ということですね」

血液がんでも様子を見たほうがいいものもある

［悪性リンパ腫］

抗がん剤は、胃がん、肺がん、乳がんなど、がんが塊をつくる「固形がん」を治すことはできず、延命効果もありません。

これに対し、急性白血病や悪性リンパ腫などの「血液がん」は、抗がん剤で治る可能性があります。しかし血液がんの種類は数多く、抗がん剤の効果も一律ではないので、種類ごとに考える必要があります。

今回紹介するのは、生来健康だったOさん（63歳、男性）です。痛みもないのに首の左側が腫れ、近所の医院から紹介された大学病院で、悪性リンパ腫のステージ3と診断されました。Oさんは抗がん剤治療を勧められたのですが、疑問をいだき、セカンドオピニオン外来にこられました。

「首のリンパ節から太い針で組織をとって、病理検査（＝顕微鏡検査）で悪性リンパ腫の一種〝非ホジキンリンパ腫〟と診断されたのですね。

CT検査ではお腹のリンパ節も腫れており、PET検査でそこが光っているから、進行度（＝病期）がステージ1からステージ4まであるうちのステージ3でしょう。診断は妥当です」

「血液内科の先生は、抗がん剤を6回やろうと言いました。そんなにやる必要があるのでしょうか？　副作用が心配です」

「悪性度に高、中、低と3段階あるうちの〝低悪性度〟グループに属するリンパ腫です。悪性度が低いというのは、進行スピードが遅く、放っておいてもすぐには亡くならないということで、その面ではラッキーです。

しかし、治るかどうかに関してはラッキーとは言えません」

「どういうことですか？」

「非ホジキンリンパ腫の中悪性度と高悪性度のものは、放っておくと数年以内にほぼ全員が亡くなると考えられています。しかし抗がん剤治療をうけると、かなりの確率で治ります。

これに対し低悪性度のものは、抗がん剤治療をしても治らないのです。治療すると、ほとんどのケースで病変がいったん消失しますが、ふつう、数年のうちに再発してくるのです」

「延命効果はどうですか？」

「多数の患者を2つのグループに分けた比較試験があります。片方は最初から抗がん剤治療をし、他方は何か問題が生じたときに抗がん剤治療をする、という試験です。結果、両方のグループの生存率は変わりませんでした」

「私にあてはめると、どうなりますか？」

「リンパ節が腫れていますが、体調が良好ですから、専門家も、今治療する必要はない、と判断するのがふつうです。しばらく様子を見て、体調が悪化してから抗がん剤治療をうければ十分でしょう」

「担当医はすぐにも治療を始めようと……」

「患者さんのほうから治療をうけたいと言ったのなら別ですが、これまで積み重ねられてきた臨床データや比較試験のデータからは、理解しがたい提案です。善意に解釈すれば、知識不足。しかし専門家なので、こうしたデータを知らないはずがない。

今日、大学病院でも医者たちは『実績をあげろ』、つまり『病院収入を増やせ』と病院執行部からお尻を叩かれているので、その影響だと考えられますね」

「そうなんですか！　どうなったら治療を始めるべきですか？」

「リンパ腫が大きくなっても、それだけなら治療の必要はないように思います。リンパ腫から毒素がでるわけではないので、大きくなっても体はピンピンしているはずです。

しかし体重減少や発熱などが見られ、生活の質が落ちたら、治療をうけるのがベターでしょう。

そのとき医者は、抗がん剤を6回から8回打とうとするでしょうが、治らないと決まっているのに、そんなにしても意味がない。僕なら1回打って、体調が好転したら、そこでやめて、また様子を見ます」

抗がん剤で治るタイプのがんもある

［悪性リンパ腫］

悪性リンパ腫は大きく、ホジキンリンパ腫と非ホジキンリンパ腫に分かれます。後者にはいろいろな種類・性質があり、治療による治りやすさもさまざまです。

今回紹介するのは、びまん性・大細胞型の非ホジキンリンパ腫と診断されたAさん（55歳、男性）です。

「これは日本人に多いタイプです。ちょっと首を見せてください。のど仏の横にある腫瘤が10センチほど……。ずいぶん大きくなるまで育てましたね」

「同じ病気になった知人が、抗がん剤をやって苦しんだあげく、治らなかったので、治療をうけたくなかったんです。

ところが、最初は鶏のタマゴ大だったのに、半年放っておいたらこんなに大きくなり、心配になってきました」

「悪性リンパ腫は白血病の仲間です。胃がん、肺がんなど塊をつくる固形がんと違って、このタイプは成長速度が結構速い。あなたの進行度はステージ1ですが、放っておくと寿命は年単位といわれています。ただしそれを確かめた報告がないのは、みんな治療をうけるからでしょう」

「以前先生は、治療しないで様子を見ていてもいい悪性リンパ腫があるとお書きになっていましたよね」

「それはあなたのとは違う低悪性度タイプで、その場合はリンパ腫が進行して生活の質が落ちてきたときに放射線などの治療をうけるのが一法です」

「私の場合、放射線治療ではダメですか？」

「昔、僕が研修医の頃は、悪性リンパ腫のステージ1は放射線だけで治療するのが一般的でした。そのときの経験からは、この腫瘤は放射線照射によって消えるはずです。

しかしステージ1でも、リンパ腫細胞が体のあちこちに散らばっていることが多く、それが再発してくるので、治る人は平均で3割程度でした。この大きさだと1割以下でしょう。

僕は80年代にCHOP《チヨツプ》という4種の抗がん剤を併用する方法を日本に持ちこみ、治療成績を大幅に改善した経験があります。あなたのタイプのステージ1、ステージ2の治癒率は、3割から8割にアップしました」

「どうも治療をうけたほうがよさそうですね。具体的にはどうするんですか？」

「CHOPを8サイクル繰り返す方法と、3サイクルだけにして病巣が存在した部位に放射線を照射する方法とを比べたら、生存率はほぼ同じでした」

「どちらがいいんですか？」

「最近は、CHOPにリツキシマブという分子標的薬を加えるので、放射線をやらなくてもいいんじゃないか、と言われるようになりました」

「でも、そうすると、8回も治療をうけなきゃいけないのですか？」

「当然、抗がん剤の毒性が強くでますね。ことにあなたのように腫瘤が大きな場合には、抗がん剤だけだとリンパ腫細胞を完全に叩けない可能性があるので、放射線を加えるのが一般的でしょう。結局、CHOPにリツキシマブを加えたものを3サイクルに放射線、ということになるでしょうね」

「何か注意しておくことはありますか？」

「CHOPは比較的安全ですが、それでも1％程度の治療死があります。

また首のリンパ腫に対する放射線治療は、具体的な方法によっては、口のなかが一生カラカラに乾いたりする後遺症が生じかねないので、放射線治療医とよく話し合ってください」

「はい」

「それから残念なことですが、こうした治療をうけても、全員が治るわけではありません。あなたの知人も、運悪く、治らないほうに入ってしまったわけです。

そしてかりにリンパ腫が再発すると、担当医は、高用量の抗がん剤を使ってリンパ腫細胞や骨髄を徹底的に叩く〝骨髄移植〟を勧めるでしょう。しかし成功率は低く、致命的な副作用も多いので、そのときこそ無治療を選択肢の1つとしてください」

おわりに

本書を書き終え、ホッとしています。「近藤誠セカンドオピニオン外来」のありのままのやりとりを、初めて1冊にまとめられたからです。

ここで、なぜ僕がセカンドオピニオン外来を開いたのか、経緯をかいつまんでお話ししておきます。

僕は医学部を卒業して医者になった1973年以来、「がんの患者さんがどうしたら健やかに長生きできるか」、そればかりを考えてきました。その一環として、種々のがんの放射線治療を工夫し、当初は抗がん剤治療も積極的に取り入れました。悪性リンパ腫や乳がんでは、日本で一番強力な抗がん剤治療を行っていた時期もあります。その後、乳がんなど固形がんの抗がん剤治療は否定するようになったのですが、この頃の経験が外来での相談に役立っています。

米国留学を経て80年代に入ると、僕は「日本のがん治療の姿を変えなければいけない」と強く思うようになりました。それからは診療時間以外、朝から晩まで研究（論文の読みこみなど）と執筆に励みました。もちろん土日も返上です。

そうして上梓《じょうし》したのが『患者よ、がんと闘うな』（96年、文春文庫）です。出版後、専門家との間にいわゆる「がん論争」が生じ、社会現象化したと評されたのですが、その影響でしょう、胃がん、肺がん、乳がん、子宮がん、前立腺がんなど種々の固形がんの患者さんが放置を希望して外来を訪れるようになり、無治療の場合の経過を確認することができました。これまで相当の期間、様子を見た患者さんは数百人にのぼります。

ただ僕も人の子。あまりに研究や執筆ばかりしてきたので、のんびり自然に親しむ生活にあこがれました。それで2012年4月に出した『がん放置療法のすすめ』（文春新書）には、「（2014年春に定年を迎えたあとには）診療に携わらないと決めている」と記したものです。

ところが2012年暮れに「第60回菊池寛賞」を授けられ、なんだか引っこみがつかなくなってしまいました。おまけに同時期に出版した『医者に殺されない47の心得』

（アスコム）が100万部を超える勢いで、慶應義塾大学病院の僕の外来は予約が半年以上先まで埋まり、急ぎの患者さんに対応できるようにと開いたのが、このセカンドオピニオン外来です。

すると、開業前に予想した10倍以上、年間2000組もの相談者が殺到し、もう引退はできないなと腹をくくりました。

外来では文字通り全国から、また米国、韓国、イタリア、フランスなどからも相談者が訪れます。東京にいながらにして、全国の各病院でどういう治療が行われているかを把握できます。そうした相談内容を「日刊ゲンダイ」紙上に連載し、まとめたものが本書です。

一般教養書として読まれるのではなく、患者・家族として読まれる場合には、本書だけだと知識や理解が充足しない可能性があります。その場合、拙著『「がんもどき」で早死にする人、「本物のがん」で長生きする人』（幻冬舎）や前掲『がん放置療法のすすめ』などがお勧めです。

僕はがんに関するケースのほぼすべてで、新たに下調べをすることなく、相談に応えることができます。これはおそらく世界でも唯1人でしょう。

もちろん、がん治療の分野でも日進月歩で技術革新が行われ、新薬が次から次に認可されているので、時代に合ったセカンドオピニオン外来であり続けられるよう、今も毎朝5時前から医学論文を読みこんで、日々知識を更新しています。

このように医学論文とはしばらく縁が切れそうにありませんが、患者さんやご家族が遠方からもひっきりなしに訪ねてみえ、お役に立てるのですから、自分に望みうる最高の人生だと思っています。これからも、みなさんの健康長寿のために精進します。

著者略歴

近藤 誠

こんどうまこと

1948年東京都生まれ。73年、慶應義塾大学を卒業。76年、同医学部放射線科に入局。79〜80年、米国留学。83年より2014年まで同医学部講師。12年、「乳房温存療法のパイオニアとして、抗がん剤の毒性、拡大手術の危険性など、がん治療における先駆的な意見を、一般人にもわかりやすく発表し、啓蒙を続けてきた功績」によって「第60回菊池寛賞」受賞。現在は東京・渋谷の「近藤誠セカンドオピニオン外来」で年間2000組以上の相談に応えている。

幻冬舎新書 398

がん治療の95%は間違い

二〇一五年十一月三十日 第一刷発行
二〇一五年十二月 十 日 第二刷発行

著者 近藤 誠

発行人 見城 徹
編集人 志儀保博
発行所 株式会社 幻冬舎
〒一五一―〇〇五一 東京都渋谷区千駄ヶ谷四―九―七
電話 〇三―五四一一―六二一一(編集)
〇三―五四一一―六二二二(営業)
振替 〇〇一二〇―八―七六七六四三
ブックデザイン 鈴木成一デザイン室
印刷・製本所 株式会社 光邦

Printed in Japan ISBN978-4-344-98399-1 C0295
こ-23-1
幻冬舎ホームページアドレス http://www.gentosha.co.jp/
*この本に関するご意見・ご感想をメールでお寄せいただく場合は、comment@gentosha.co.jp まで。

幻冬舎新書

中村仁一
大往生したけりゃ医療とかかわるな
「自然死」のすすめ

数百例の「自然死」を見届けてきた現役医師である著者の持論は、「死ぬのはがんに限る。ただし治療はせずに」。自分の死に時を自分で決めることを提案した画期的な書。

久坂部羊
日本人の死に時
そんなに長生きしたいですか

あなたは何歳まで生きたいですか？　多くの人にとって長生きは苦しく、人の寿命は不公平だ。どうすれば満足な死を得られるか。数々の老人の死を看取ってきた現役医師による〝死に時〟の哲学。

中村仁一　久坂部羊
思い通りの死に方

現役医師2人が、誰も本当のことを言わない高齢者の生き方・老い方・逝き方を赤裸々に語り合った。医者の多くがなぜがんになるのか？　大往生は可能なのか？等々、生死の真実がわかる。

山口仲美
大学教授がガンになってわかったこと

主治医と合わない。抗がん剤をやめたい。セカンドオピニオンがほしい。そんな時どう考えどう振る舞うべきか。「医者にお任せ」ではなく自分で決断する「賢いガン患者」になるための手引き書。